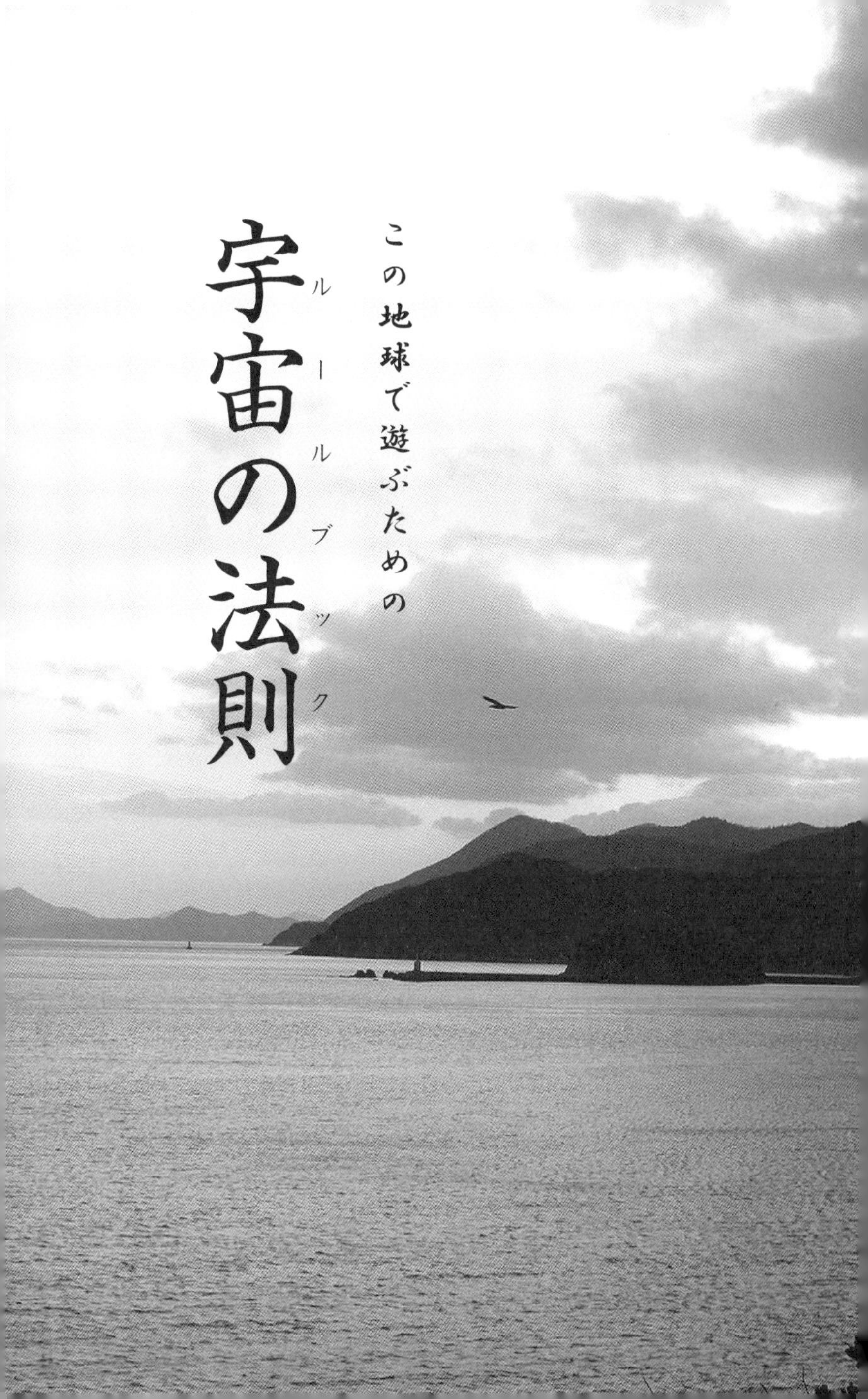

この地球で遊ぶための

宇宙の法則《ルールブック》

この本を書くことに至った動機と思い

「体の不調を覚えたら、すぐに病院・医院に行く。長い待ち時間の割に短い診察。わずかの会話で、たくさんのお土産の薬をもらって帰宅する。症状が改善されなければ、また診察を受け、薬をもらいに通う。通い続ける」こういうことを繰り返してきたのではないでしょうか?

昨年、65歳以上の人が人口の4人に一人になり、これからも病人は増え続けるだろうと思われます。また、医療費が国の税収入を圧迫しつつあるという現実もあります。

病院と施設で看護師として働いてきた私が仕事を離れた後、今の西洋医学への疑問が一層深まってきました。

一回分の薬を手のひらに乗せた時に、一日で幾つか数えられないくらいの量を処方されたお年寄り。内科、整形外科、精神科、眼科等へと診療科を変えて通い、種類の違う痛み止めの薬をもらう。「今日は調子が悪いから…」と病院へ点滴に行き、「楽になった」と帰ってこられる。これだけの量の薬を毎日飲み続けて大丈夫だろうか? 点滴の代わりになるものはないのだろうか? と、ずっと考えていました。

広島県福山市鞆から渡船で5分、神々が鎮座すると言われる不思議な島、仙酔島で、私は経営者で僧侶でもある大空師に出会いました。ほとんど知らなかった東洋医学を、この島で大空師より学びました。

西洋医学と東洋医学の力、宇宙の陰と陽の力で、時間はかかるけれども劇的に完治していくアトピー、それは生活習慣病でもあります。大空師は、アトピー、統合医療（西洋医学と、鍼灸などを含む東洋医学の両方の医療）だけではなく、たとえば、アフリカやアジアなどのシャーマンによる祈祷・占い・踊り・薬草など、自然と霊的なものを活かした療法も採り入れ、「何でもいいから助けがほしい」と切実に悩む人たちにスピリチュアルな人の紹介もできる「藁《わら》にもすがる科」にも取り組んでおられます。

こうした活動を通じて、現在の医療に疑問を感じ、「健康」に関してわかりやすい、敷居の低い入門編となる本を「一緒につくろう」ということになりました。それは、次のような役割を担うものです。

症状はあるけれども検査値には出ない、また反対に、検査値には出ないけれども症状がある、という未病や、病気の予防に役に立つ。

あなたの周りの人が、「診察してもらうほどではないけれど」と悩んだり、将来に対して不安を感じておられる時に、その人の気持ちや症状を理解することでき、時には助言もできる人になれる。

「調子が悪くなったら、お医者さんへ行って治してもらったらいい」と考えている人に、「ちょっと待って、その前に考えませんか。健康について、食事について、運動について、毎日の生活について」を提案できるようになる。

この本が、「健康」を学びたいけれど、その入り方がわからない人たちでも、面白く楽しく読んで、気がつけば知識が身につき、実践に応用できる「健康」のための入門編になることを願っています。そのために、相当あっちこっちへ脱線した内容になっていますが、それも楽しんでいただければと思います。

私たちはこの世に、この地球に何をしに来たのでしょうか？　こう問われると、「修行に」とか、最近では「カルマの解消に」と答える人が多いようです。

いいえ。私たちは「遊び」にやって来たのです。この地球に遊びに！　そして、この日本を楽しむために！　やって来たのです。ところが、遊ぶつもりでいても、悩み、苦しみ、不安や心配事、思いがけないことが起こったりして、なかなか遊びきれないのです。その悩みや不安は、主に「人間関係、お金、健康」が原因です。それらに問題がなければ、ほぼ解決することではないでしょうか。その中でも、「健康」がキーになります。それだけに、健康を学んで実践することが大切です。

人間関係も大きな悩みです。相手があることなので、私たちにとって一番大きな悩みかもしれません。人間関係では、まずは男女の違いを知ること。男と女では、肉体的、精神的、心の持ち方も異なります。医学上のデータも違って当然なのですが、たとえば、血圧の標準値に男女の区別がないのはおかしなことです。しかし、本当の「健康」を学ぶことで、男女の違いも「人間関係」も学べます。そして、周りの人から頼りにされる自分になることができるのです。

私自身、長年思い続けているテーマがあります。それは「動く」ことです。「体も心も動く」こと。仙酔島で2012年から3年間続いた「宝船」に乗り、大空師に出会い、そして、今、こうして本を出版する運びとなりました。悩み、苦しみは避けられないかもしれませんが、知ること、実践すること、自ら動くことで人生が変わります。広がります。そして、夢が現実のものとなったのです。

「現実の生活を精いっぱい働いて、左手のロマンと右手のソロバンが合致して音が出たら、夢が叶う」ことを大空師は発見されました。「夢は叶う。夢は形になるものであり、それは生活が潤う（＝ソロバン）ものである」と言われた方もおられます。キーワードの「健康」から広がる世界、生きている今を、心から楽しみたいものです。

この本は、基礎編と実践編に分かれています。基礎編には「ルール」を入れました。「えっ、ルールって何？」と思われるかもしれません。ルールを知って試合を見れば、テニスでも野球でも一層楽しめるのではないでしょうか。掛け算・割り算のように覚えなくてはどうしようもないもの（＝ルール）は覚えて、「健康」というゲームに参加してくださいね。

水木のり子

■目次

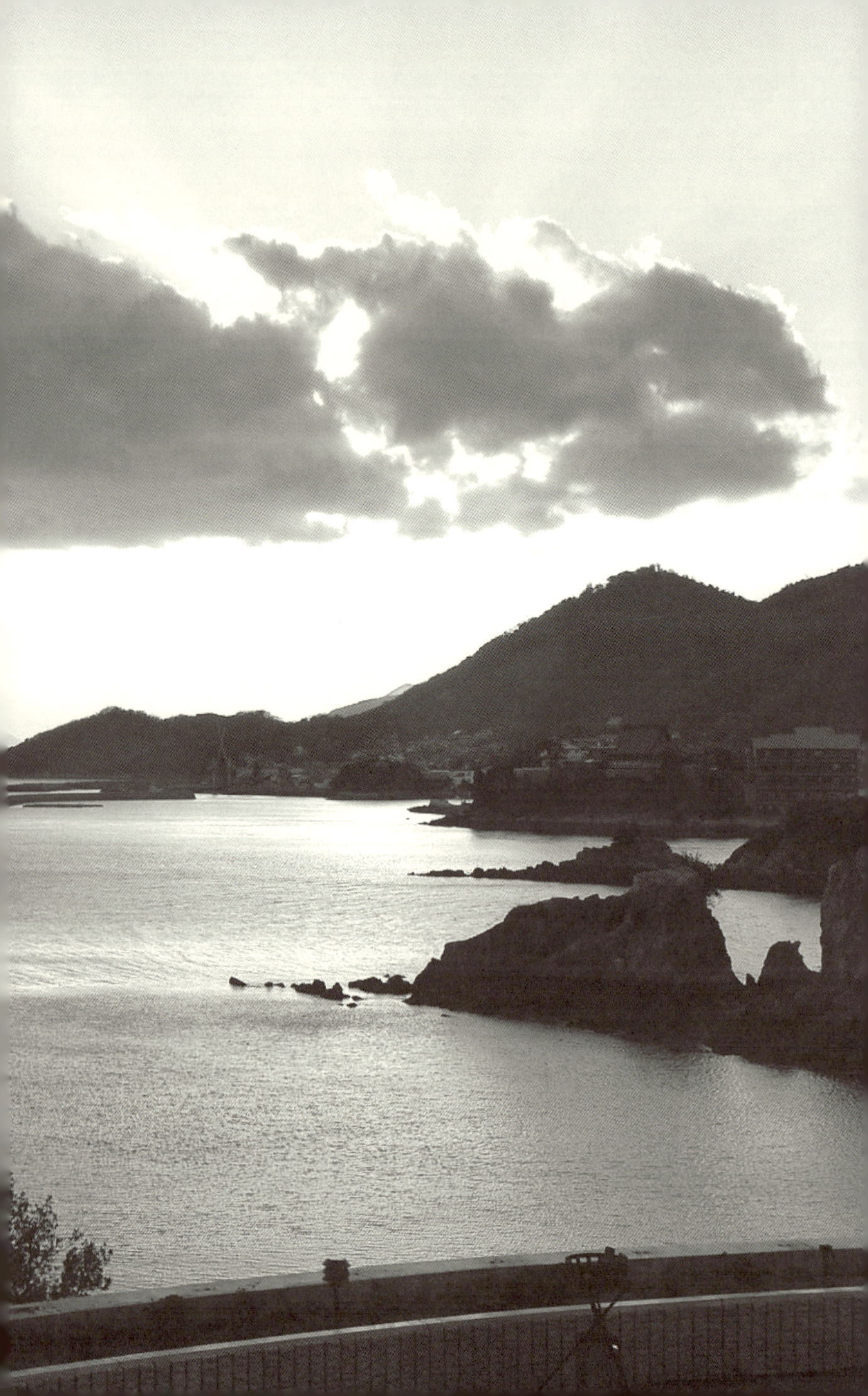

基礎編

ルールを覚えて楽しく遊ぶ

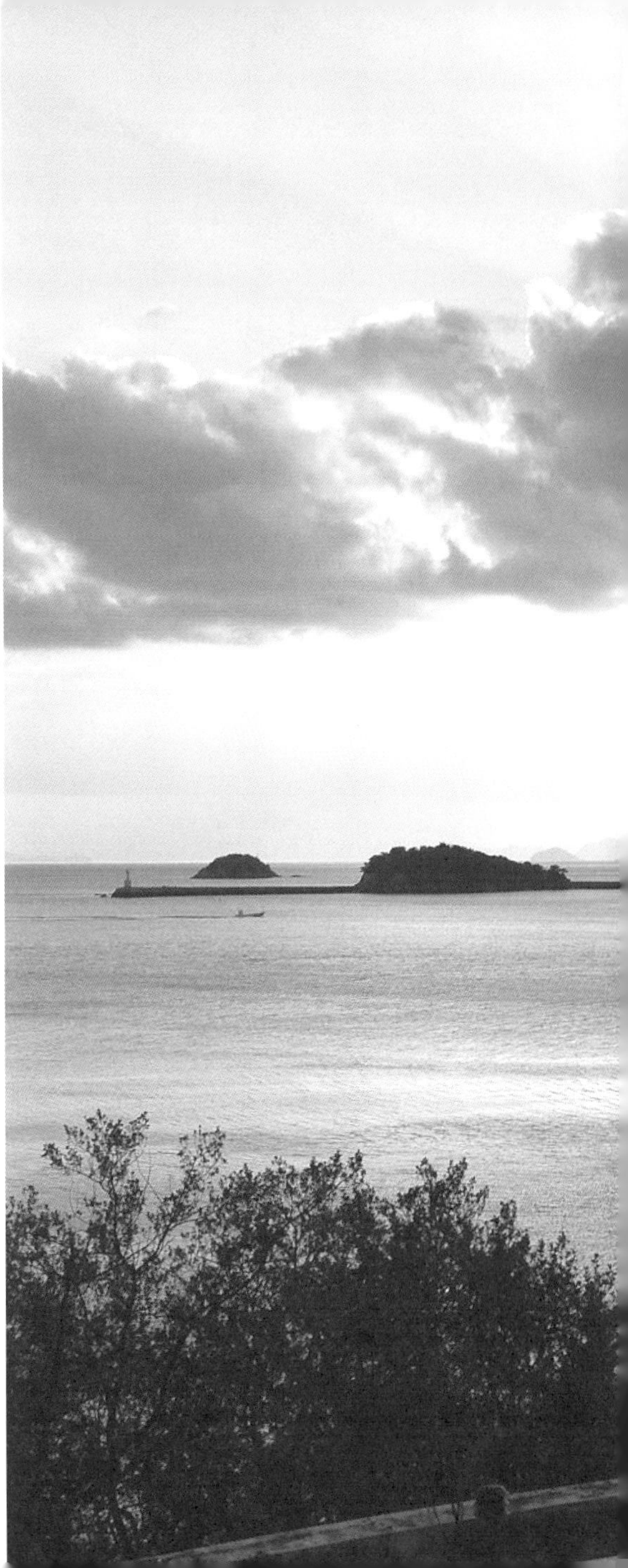

西洋医学と東洋医学

1. 歴史

「西洋医学」は古代ギリシャに端を発しています。しかし、その後、ローマ時代になると教会の力が強くなり、病気に対する考え方も宗教的な影響から、人体に物理的な力を加えることが禁止されました。ルネサンス時代に入って、徐々に実証的な研究が始まって近代医学の基となりました。

古代中国で誕生した中国の医学は「中（国）医学」と称され、それが日本、朝鮮、台湾へ伝えられて、現在、日本では「東洋医学」との呼称が一般的です。シルクロードを通って日本に入ってきた仏教などと同様に、「東洋医学」は日本において独自に開花しました。

１５４３年の鉄砲伝来とともに、宣教師によって日本へ伝えられたのが、西洋医学の始まりとされています。

●●こぼれ話●●

鉄砲が伝わったのは1543年。1534年生まれの織田信長が9歳の時です。信長は1560年、桶狭間の戦いで勝利し、1575年に鉄砲3千丁を使用した長篠の戦いで家康らとともに武田勝頼を破りました。しかし、人生50年と言われた時代です。信長は、1582年の本能寺の変で49歳で亡くなりました。ちなみに、千利休は信長よりひと回り(12歳)年上、秀吉は信長より3歳年下です。ただし、昔のことなので、文献によって生年などの日付が1~2年の誤差があるようです。

江戸時代には、中国から伝わった漢方医学とともに、長崎のオランダ商館の医師を通じて伝えられた蘭方医学の「解体新書」が杉田玄白らによって翻訳されました。華岡青洲は母親と妻を実験台にして、母親は死亡、妻は失明といった不幸を乗り越えて、世界で最初の麻酔による乳がん手術に成功。これは、有吉佐和子の小説で有名になりました。

明治維新後は、西洋医学を学んで医師免許を取得しなければ、医師を名乗れなくなり、「西洋医学」が主流になりました。長く続いてきた「漢方(医学)」は、漢方薬だけではなく、広い意味では鍼灸なども含み、現在の日本人に無くてはならないものとなっています。また、１９７６年に漢方薬が健康保険の適用となったことで、今では医師による漢方薬の処方も増えています。

現在は、漢方の薬物療法と鍼灸などの物理療法も合わせて「東洋医学」と呼ばれています。

2. 特徴と相違点

「西洋医学」は、人間の身体を全体としてとらえるのではなく、身体の症状から、またレントゲン・CTなどの検査結果から、悪い臓器を見つけ出して病名を決め、それに対して、投薬・点滴、場合によっては手術で患部を除去する治療を行います。そして、診療科を細かく分けることによって効率よく診ることができる代わりに、悪い部分のみに注目しやすくなり、他の部位の異常や関連性が考慮されにくいということが起こっています。

身体の働きの代わりをして、その箇所に直接効く合成医薬品を処方するため、早く効果が表れます。しかし、薬を飲むことにより、または、飲み続けることによる副作用があるのも事実です。また、検査値が正常範囲から外れると病気とされるために、検査値の持つ意味合いが大きくなり、検査値と症状が合わない余病や、個人個人の特異性などが考慮されにくいといった問題もあります。

対症療法なので、痛み・痒みなどをおさえて症状が改善されると楽になります。楽になると嬉しくて治ったように思いますが、それは症状をおさえているだけなのです。薬が効いている間に、その原因に対処する、自分自身の自然治癒力を高める、生活態度を正すことなどをしなければ、その薬が効かなくなると次の薬に変えるということを繰り返し、その状態はさらに悪化してしまいます。しかし、根本治療ではないので慢性病には効果が薄い反面、救急医療や感染症には効果が大きいのが特徴です。

「東洋医学」は、人間を自然と共存している自然界の一部ととらえ、人間を小宇宙と考えて、症状に対する直接の治療ではなく、全身状態を確認して全身のバランスを整えて、自然治癒力を高める方向にもっていきます。

身体も対象となる臓器のみではなく、関連のある臓器や、血液・リンパの流れ、気の流れを考慮して、太陽と月、四季の変化、環境、その時の身体の状態に合った食べ物、すなわち、医食同源という言葉のように、病気の治療と同じくらい、その食材の持つ特性を生かし、特に旬のものを食べるということが重要視されています。さらに、各自に合った運動、気持ちの持ち方などを学ぶことで、人間本来の身体に戻すように導かれます。

採血などの検査物を採取せず、検査機器も使用せずに、四診《ししん》（望診《ぼうしん》：体・顔・肌・眼・舌などの色・つや・形などを見て、聞診《ぶんしん》：声・話し方・臭いや呼吸音を聞き、問診《もんしん》：生活習慣、食べ物の好み、ストレス、排泄状況などの話をよく聞いて、体に触れる切診《せっしん》：脈拍・腹部の状態を詳しく調べる）と呼ばれる五感を使っての情報収集をして、総合的に診断されます。

漢方薬は、身体本来の働きを高めるために、さまざまな生薬を組み合わせて処方されています。効果の出現が遅い場合もあるとされていますが、その症状をみて漢方薬を処方できる人が限りなく少ないのが現在の問題となっています。漢方を学んだ西洋医学の医師が少なく、漢方に詳しい薬剤師がますます増えることが必要です。鍼灸師のなかには漢方に詳しい方が多くおられます。このような医療関係者の連携で今後「東洋医学」が進展していくことを期待しています。


西洋医学・東洋医学にかかわらず、病気の原因は一つではなく、さまざまな原因による複合的な場合が多く、その根本をおさえることが大切です。そのためには、血をきれいにする、食べたものは出す、体は冷やさないこと。そして、さらに重要なのは心の持ち方、食べること、運動をすること、歩くこと。そして、健康について、陰と陽、環境について学ぶことが必要です。

病気は気の病で見えない世界、大別すれば、見える世界が「西洋医学」、見えない世界が「東洋医学」と言えるのではないかと考えられます。人間は肉体と精神・心に分けられ、男と女に分かれ、地球は自転しながら公転し、電池にはプラスとマイナスがあるように、一つのものは2つに分かれます。しかし、すべてがＹＥＳとＮＯの世界ではなく、ファジィ（〝あいまいな〟という意味）もあり、という禅の世界観のように、医学においても、神仏の世界があり、また、藁にもすがりたいという人間の心理も健康にかかわってくるのではないでしょうか。

3. 今後

現在、西洋医学の検査機器がますます高度化しても、医療費が増え続けています。また、医療の高度化が、将来、問題にならないかもしれないほどの微小な変化まで映し出し、患者数を増やすということが起きています。

最近は、西洋医学一辺倒ではなく、治療に伝統のある鍼灸や気功、ホメオパシー、フラワーエッセンスなどの代替医療や、神仏の見えない世界を活かしたり、その他、独自の方法で抜群の効果を上げておられる先生方も多くいらっしゃいます。

今後の医療は、重篤な状態にある命を救う救急医療、感染症などで顕著な効果のある西洋医学と、大きく自然界をも含み自然治癒力を高める人間に優しい東洋医学を、ともに補完しあって共存させていく方向に進んでいくことが望ましいと思われます。

「病気になったから」「大病したから私の人生が変わった」と、言われる方がたくさんおられます。病気になったこと、小さな病気では気づかなかったことに気づくことができたのは、生活習慣や食べ物などが自分に合っていなかったから？　それは「ちょっと振り返って考えてみてください」と、言われているのかもしれません。

苦しみ・悩みなどがあったから気づくことができた、ということは、その苦しみ・悩みは「幸せの門の入り口」とも考えられないでしょうか。

◎

『治る』とは、原因を探してその問題を解決することです。医者に行かなくてよくなる。薬に頼らなくてよくなる。そういう状況にもっていくことが、本当の意味での『治る』だと思うのです。（『患者力のすすめ』川嶋朗 著／幻冬舎ルネッサンス刊より）

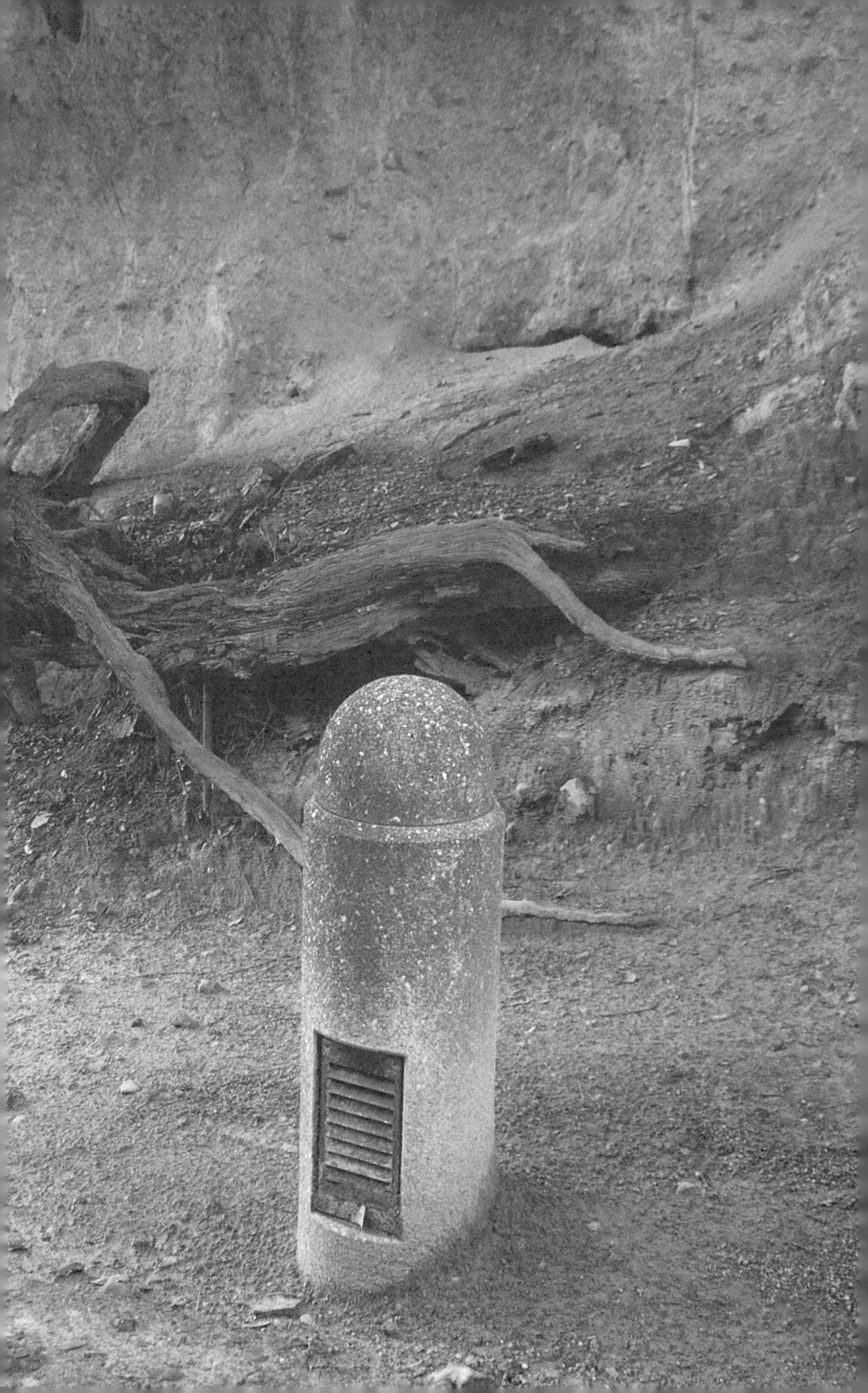

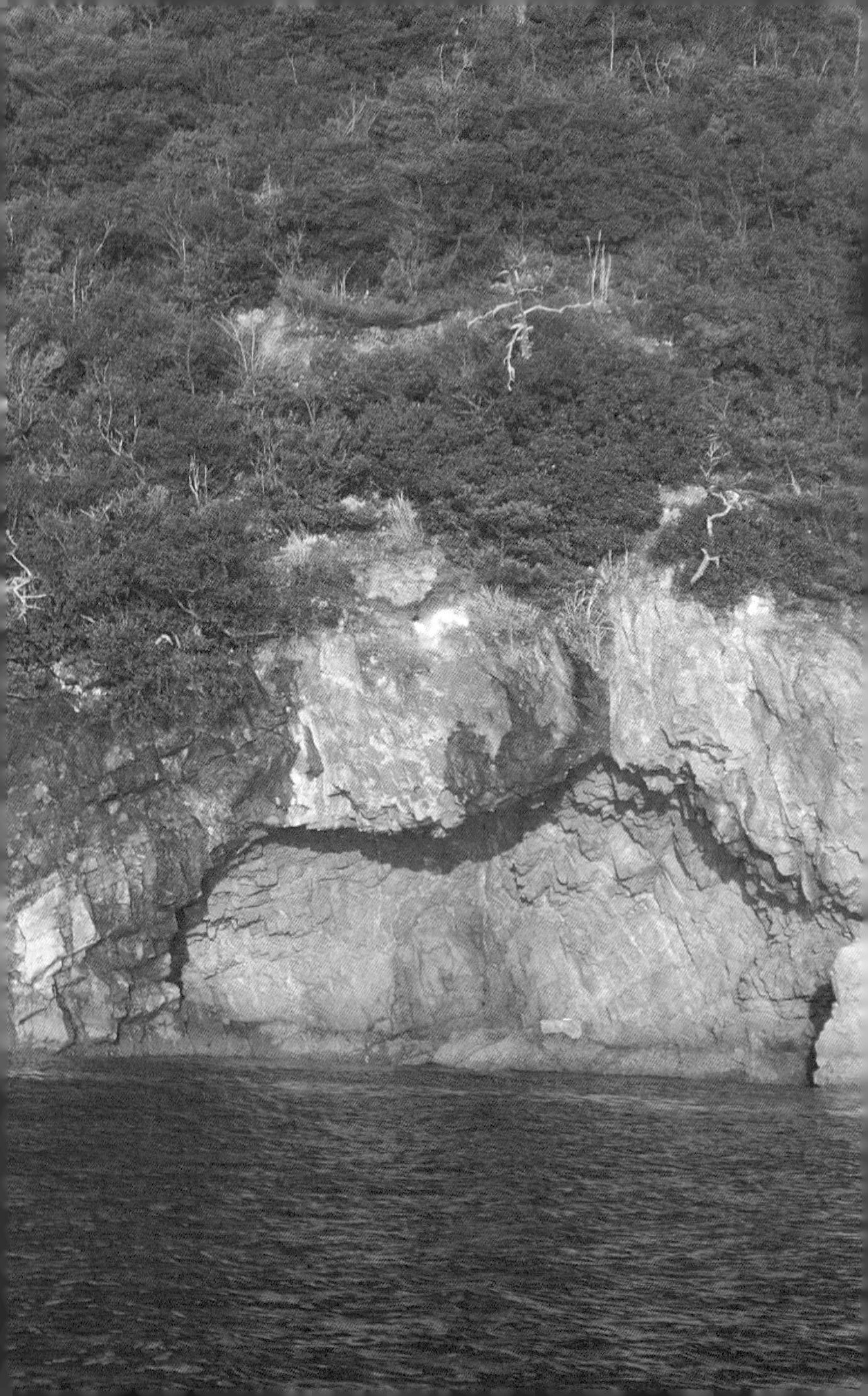

陰陽五行説（ルール）

ここからは東洋医学の「陰陽五行説」になります。これは「陰陽」と「五行」に分かれます。ルールになりますので、まずは、「陰と陽」を一緒に学びましょう。

1. 陰と陽

一つのものは同時に2つの面をもちます。コインには表面、裏面があります。裏返したら表は裏に、裏は表になります。表が良くて、裏が悪いという訳ではありません。陽の当たるところには影があります。時間がたつことによって影の場所に陽が当たっていたり、陽が当たっていたところが影になっていたりします。物事の2つの面は、見方によって変化するのです。

この世のすべてのものが2つに分かれます。

表があれば裏があるように、悪があれば、必ず善があります。暗いところがあれば、明るいところがあります。軽い荷物があれば、重い荷物があります。現実の世界があれば、幻想の世界があります。

人間なら男性と女性に、精神と肉体に分かれます。相手がいれば、自分がいます。長所があれば、短所があります。外交的な人がいれば、内向的な人がいます。苦しい時があっても、楽しい時がやってきます。また、嬉しい時でも、悲しいことは潜んでいるのです。

太陽があれば月があり、山があれば海があり、天があれば地があります。暑い時がいつまでも続くわけではなく、必ず寒い時がやってきます。地球は自転し公転もしています。

食べ物には、体を温める「陽」の食べ物と、冷やす「陰」の食べ物があります。「陽」の食べ物には、土の下にまっすぐ伸びるニンジン、レンコン、自然薯などの根菜と、味噌、醤油、自然塩などがあります。「陰」の食べ物には、土の下でも横に丸く育つジャガイモや、茄子、トマトなどの野菜と、バナナ、メロン、スイカなどの果物があります。玄米、トウモロコシなどは中庸の食べ物とされています。（ダイコンは地面から出ている部分もあり、水分も多く、やや陰性よりです）

……一口メモ①……………………………………


掛け軸や日本画の作品に、落款印（らっかんいん）が押されています。

これは「落成款識（らくせいかんし）」の略で、完成（落成）した署名・捺印（款識）のことです。

款（かん）は、陰刻、凹印、文字が白く抜ける白文印です。

例

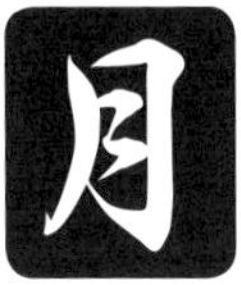

識（し）は、陽刻、凸印、中の文字が浮き出る朱文印です。

例

款は姓名、識は雅号または名前の印で、両方を押す場合は、上に正式印である姓名印（白文印）、下に雅号印（朱文印）を押すことになっています。

この世の中には原理原則があります。太陽は東から昇り西に沈む。春の次に秋がくることはなく、必ず夏がきて秋になるというような決まりきった不変の自然界・宇宙の法則を「原理」といいます。そして、人間が見つけ出した法則のことを「原則」といいます。

この「陰陽」は宇宙の法則、すなわち原理である自然界の法則を活かして、あらゆるものに当てはめて原則とし、人間が生きていくうえで役立つようにしたものです。

磁石のS極とN極が反発して回転するように、地球にはプラス（陽）とマイナス（陰）があり「自転」しています。また、地球は太陽の周りを回って「公転」もしているので、「自転」である自分自身と、周りの人や自然などの環境を「公転」と考えて、両面を総合的に活かしていくことが重要です。

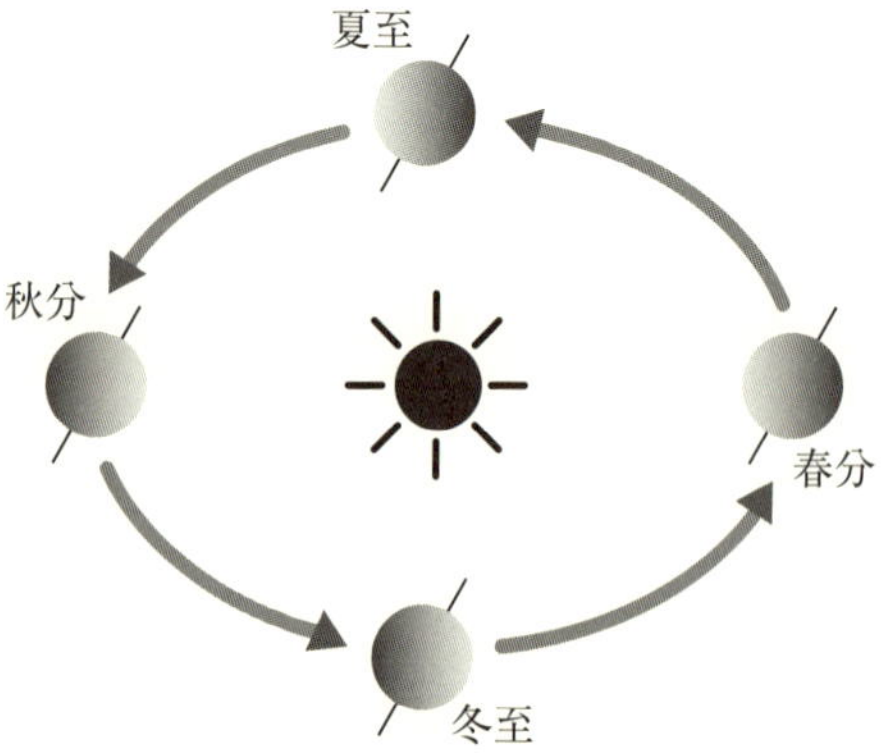

自転しながら公転しています。

ここで、アトピーを例題にとって見ていきましょう。

「アトピーが完治することは限りなく少ない」と言われています。アトピーは不思議な病気です。ある人は食事で治り、ある人は水を飲むことで治る。ある人は海に浸かることで治り、ある人はストレスのない環境に移ることで治る。また、自分に合った医師を見つけて治る人もいます。

アトピーの共通点は「辛い」ことです。死ぬことはないにしても、死にたいと思うほどの生半可ではない痒み、痛み、出血、外観など、本人や周りの人にとって、大きな負担と悩みをもたらします。日常生活において常に不愉快にならざるを得ない現実に、毎日向き合わなければなりません。

日本には山陽地方と山陰地方があります。山陽・山陰というのは大きな意味で、地球のプラスとマイナスであると考えられます。

私たちは「満ち潮の時に生まれ、引き潮の時に死んでいく」とされ、この一番の原因は月にあります。「海は母を抱いている」と言われるように、私たちは海から生まれてきました。海が母なら、山は父であり、女性（陰）は月（陰）で、男性（陽）は太陽（陽）です。海（陰）の力、山（陽）の力を借りて、月のリズムを利用し、満月から新月の間は「デトックス（＝出す）」の時期なので山陰に滞在し、新月から満月の時期は「吸収」の時期なので山陽へと移動する。これは、大空師が経営統括する感謝グループが、山陰地方と山陽地方に宿泊施設を持っているからこそ可能なアトピー改善のプランです。

「健康」に大切なことは「出す」ことと「冷えない」ことです。そこで、生活習慣の改善を目指して、便も汗も心の問題も「出す」。もう一つの重要な命にかかわる「冷え」には、入浴を中心に据えています。こうして、感謝グループのクリニックでは、一人一人の改善プログラムを立てて治療を行い、生活習慣を見直すことで、アトピーは完治しています。

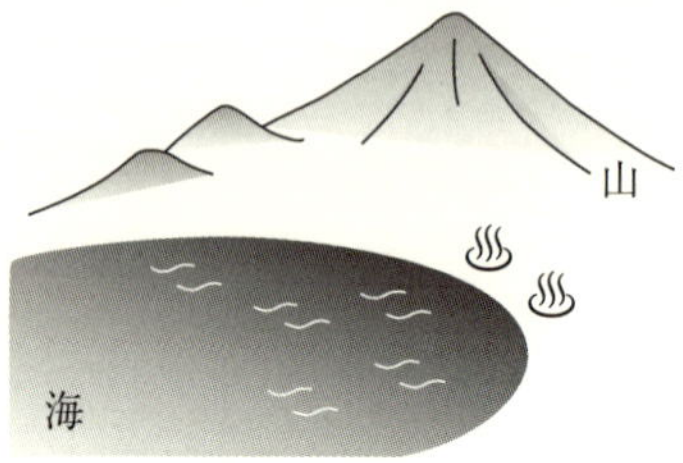

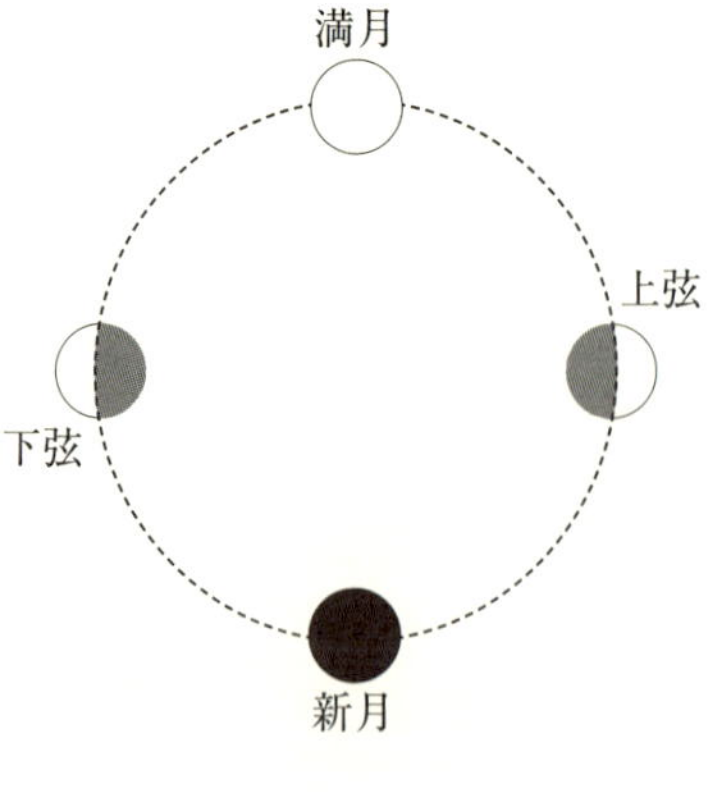

一口メモ②

地球の周りを回っている月は、太陽光を反射して輝いているので、太陽との位置関係で月は満ちたり、欠けたりします。この月の満ち欠けを朔望（さくぼう）といい、太陽と月が同じ方向でまったく見えない新月（朔）、太陽・地球・月が一直線に並んだ時が満月（望）、その間に半月（上弦・下弦）があります。

満月から満月に戻るのに約29・5日かかります。月が地球を一回りするのは約27・3日間です。地球自体も太陽の周りを回っているので、月が後2・2日動いてやっと、太陽・地球・月が元の一直線に戻ります。

三日月は朔・新月から3日目頃の細長い、何とか肉眼で見える上弦の月ですが、現在では、細くて薄い月のことも三日月と呼んでいます。日没後の西の空に見え、間もなく地平線に沈みます。月の自転周期は公転周期と同じなので、地球からはいつも同じ、ウサギが餅つきをしている（？）面が見えています。

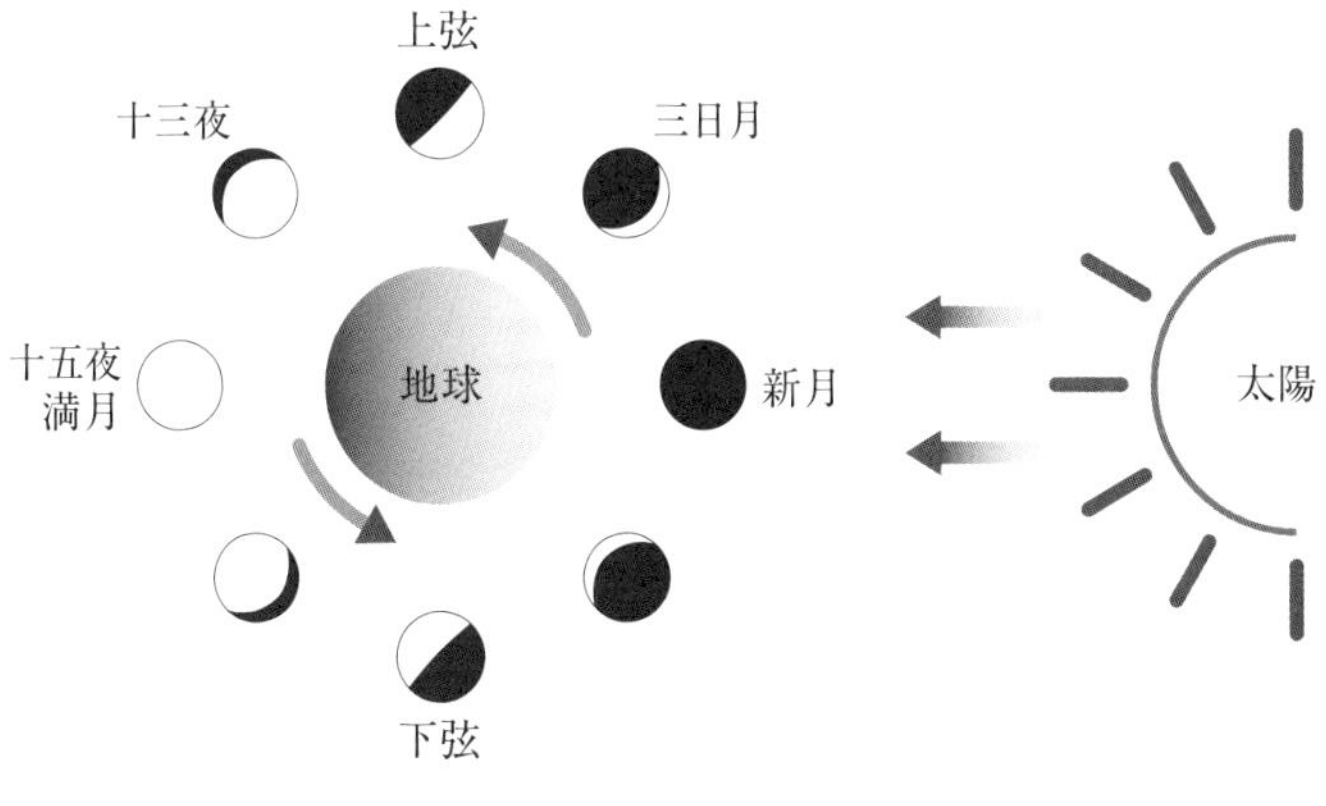

……一口メモ③……

月の引力が海の満潮・干潮を引き起こしています。太陽の引力（月の半分くらいの強さ）も海の満ち引きに関係し、新月満月の時は大潮《おおしお》に、上弦下弦の半月の時は小潮《こしお》になります。

ちなみに、月の大きさは地球の1／4、太陽の1／400とされています。

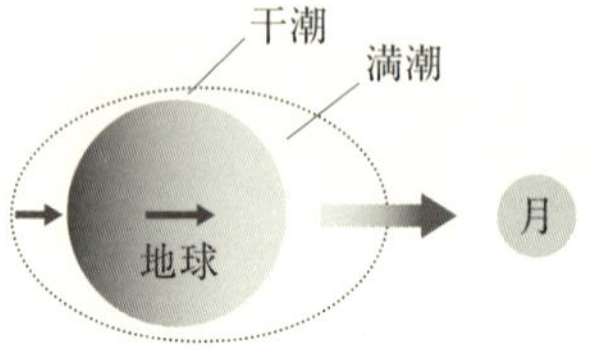

＊大潮（潮の満ち引きが大きい）

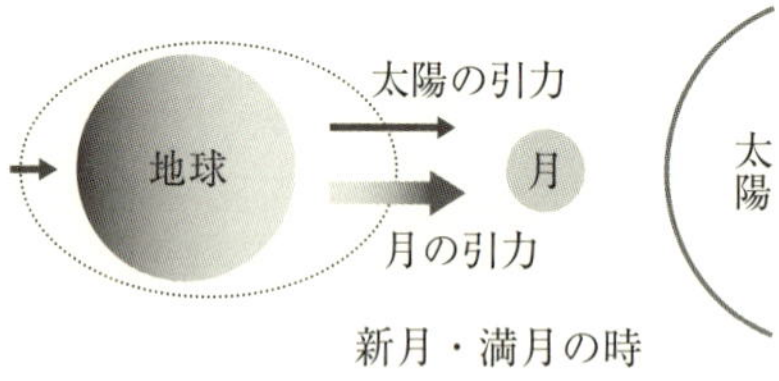

＊小潮（潮の満ち引きが小さい）

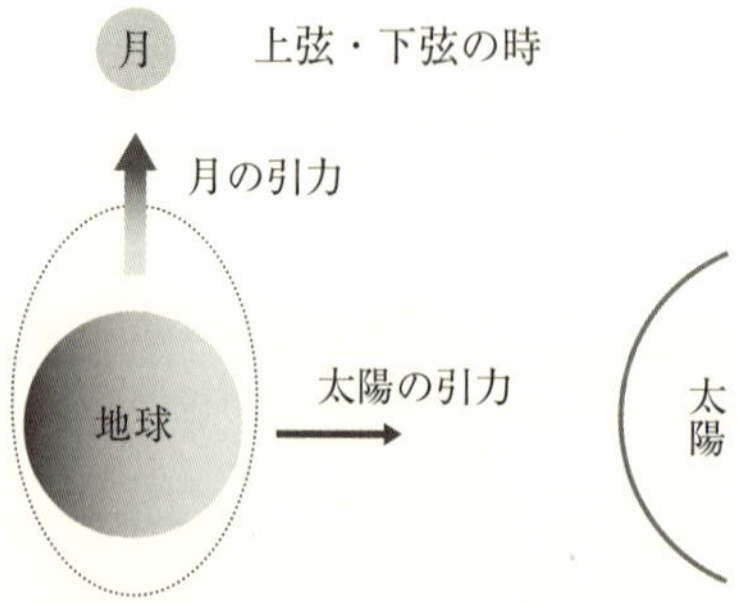

……一口メモ④……

旧暦（太陰太陽暦）は四千年程前から中国で「農暦」として使われていました。太陽暦は地球が太陽の周りを一周するのを一年とし、太陰暦は月が地球の周りを一周するのを一ヵ月とするものです。太陰暦は太陽暦より一年が11日少ないため、3年に一回閏月を入れていたので、一年が13ヵ月の時もありました。

日本では1200年以上も続いていた旧暦を、1873年、明治5年12月3日を明治6年1月1日として、世界の基準となっていた太陽暦に変更することを決めましたが、それには経済的理由もあったとのことです。最初に導入したユリウス暦は閏年に不備があったので、明治31年に世界的に使われていたグレゴリオ暦（現在の西暦）に変更されました。

●●こぼれ話①●●

人間は「満ち潮の時に生まれ、引き潮の時に死んでいく」と言われています。それなら「今が引き潮ですよ」となれば、いつ逝かれるかわからないので、亡くなっていく人の傍にいなくてはいけません。しかし、これから干潮になる時なら、数時間その場を離れてもいい、ということになります。（薬などを使っていない自然死の場合に限りますが）

海で亡くなった時、女性は上向き、男性は下を向いて浮いているのは、テレビのサスペンスでお馴染みですね。そしてもう一つ…「海に漂流している時に亀に出会ったら、命が助かる」と言われています。万一の時には、亀に出会いたいものですね。

●●こぼれ話② ●●

「亀裂が生じる」という字の亀は女性（鶴は男性）。（陰陽の「鶴と亀」は34頁参照）

女性が切れると縁が切れる。「海で亀に出会った」ということは、亀裂ではないので命がつながった、と考えられるのではないでしょうか。

次は土を例にとると、土から下は目に見えない世界、陽で男性、すなわち、根が張っていて栄養分を蓄える土台です。土から上は目に見える世界で陰、女性。土から下の根が何らかの理由ではらなければ、木は大木にならないし、育たないこともあり得ます。

天と地も陰陽ですが、天に基準をもってくれば、天に存在する太陽と月で、また陰陽に分かれます。このように基準をどこに置くか、どこを対象にとらえるかで、一つのものが陰になったり、陽になったりします。宇宙を含むこの世のすべてのものが陰陽という二つに分かれ、お互いに関係しあいバランスをとっています。

また、陰の中に陽があり、陽の中に陰があることは、電池で考えるとわかりやすいでしょう。電池はプラスとマイナスに分かれます。プラスの中にもマイナスがあり、マイナスの中にもプラスがあります。一方を取り出すと、またこの中にプラスとマイナスがあるのです。

●分かれる電池の図

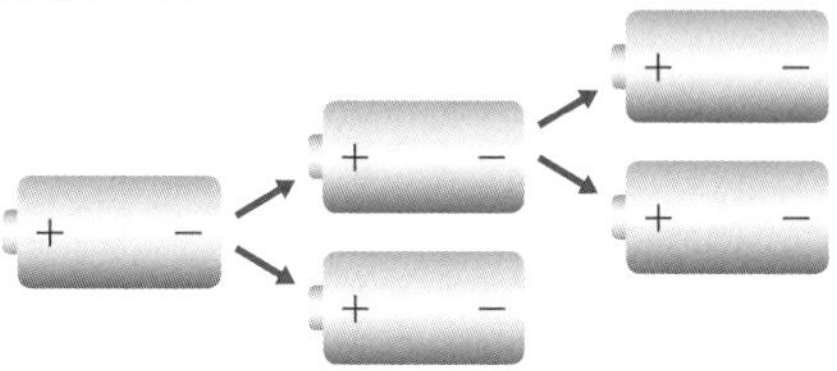

●陰と陽

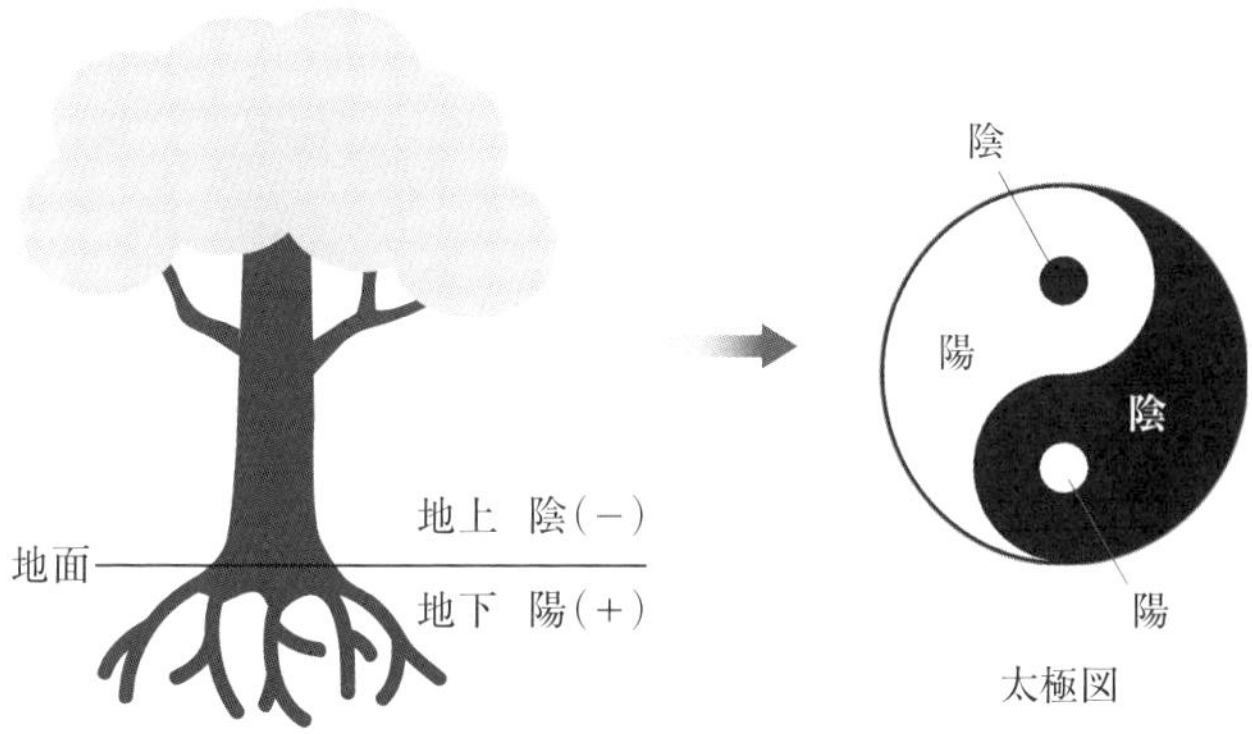

●陰陽区分

陰	女	地	月	偶数	寒	暗	左	裏	幻想
陽	男	天	太陽	奇数	暑	明	右	表	現実

●ちょっと一休み①●

現実界は希望と目標と…幻想界は夢の続き…？　ある人は「この世の中こそ夢のまた夢」と言い、また「死に直面した時に、見えていた現実と、見えないと思っていた幻想が入れ替わる」と言う人がいます。生と死の間にいる私たちは、現実の世界と幻想の世界の狭間で生きているだけ、とも考えられます。

女性は陰、土の下（陽）から栄養をもらい育っていく枝です。枝が分かれるように、女の人の話はあっちへ行ったり、こっちへ行ったりします。狩りをするという目的に向かって進む男性は、あちこち話が飛ぶ女性に「話の目的は？」と聞いてはいけません。目的を考えずにおしゃべりをするのが、女性の特質だということを理解してくださいね。

●●こぼれ話③●●

フィボナッチ数列

木の枝や葉、花びらやカタツムリの巻き方など、自然界の存在物に対する不思議な「数の増え方＝数列」を発見したのがイタリアの数学者フィボナッチです。すぐ前の数字をプラスして増えていく…という数の面白さと美しさ。興味のある方は調べてみてください。

1と1で2、1と2で3、2と3で5、3と5で8、5と8で13、8と13で21……

では、下記の図を見てください。話が飛んで、どんどん広がっていくような枝の増え方が、まるで女性のおしゃべりのようではありませんか？

フィボナッチ数列の枝

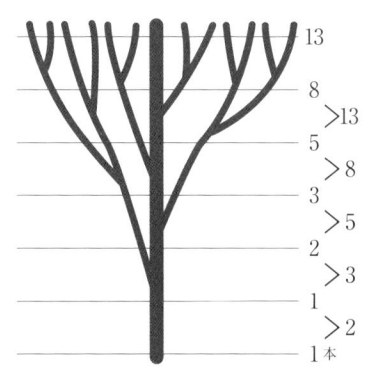

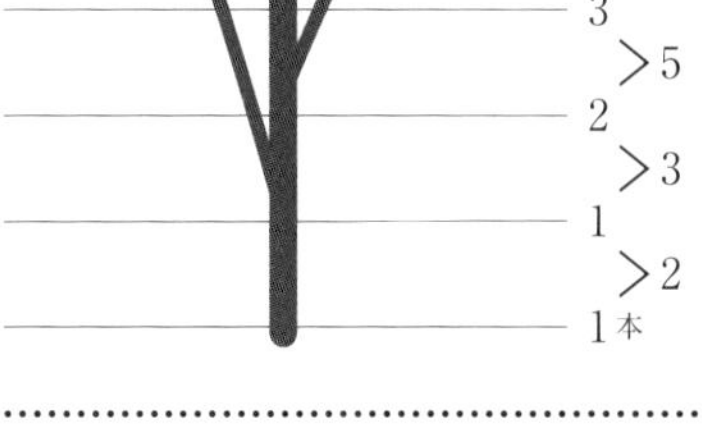

●●こぼれ話④●●

右回りでネジを締め、左へ回してゆるめたり抜いたりします。これも陰と陽です。台風の場合は左回りなので、女性の名前がついています。

そして最後の例題は人間、男と女です。鶴と亀は、どちらが男性で、どちらが女性だと思われますか？　鶴はきれいですね。どう考えても鶴は女性らしく見えますね。しかし、実は鶴は男性で、女性は亀なのです。

どうしてでしょうか？

鶴（男性）は空を飛び、遠くが見えます。視野が広いので、あちこち見ながら家族のために獲物（食べ物）を探します。他の鳥たちに獲物を取られないためにも闘争心が強く、いざという時は瞬発力を発揮して負けません。もちろん、方向がわからないといけないので地図が読めて、先を見る目があります。また、ロマンチストであり、夢を語るのに空は充分な広さがあります。

亀（女性）は1~2m先は見えますが、老眼のように10cm前後は見えないのです。だから、それより遠くの地図は読めず、歩みがのろいため目先のことだけが気にかかり、堅実で勤勉、現実的なのです。甲羅で身を守るように、自分の家族を守る母性愛が強く、地に足が着いているので持久力は抜群です。海に入ったり、陸に上がったり、臨機応変に環境の変化に対応することもできるのです。

お一人様も増えてきましたが、「女子会」というのがあります。一人ではなく一緒に行動する、尽きないおしゃべりを楽しむ、というのも女性特有ですね。

以上、男性と女性の特質を列挙しましたが……賛同していただけますか？

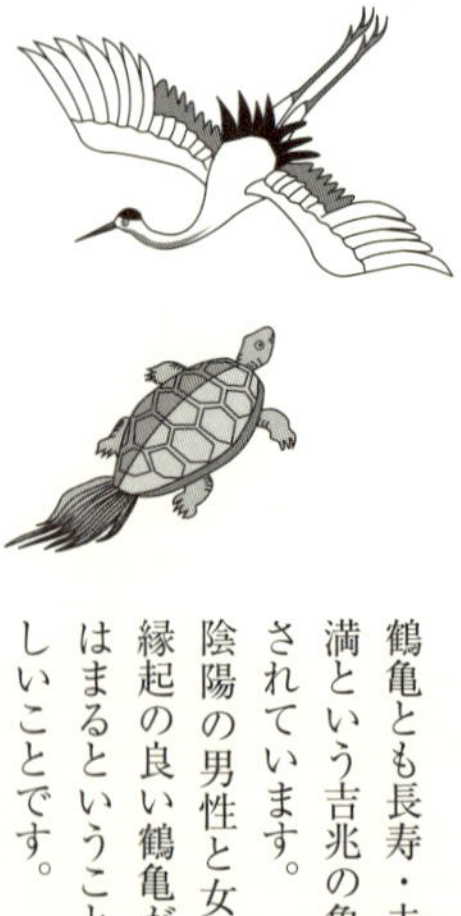

鶴亀とも長寿・夫婦円満という吉兆の象徴とされています。陰陽の男性と女性に、縁起の良い鶴亀が当てはまるということは嬉しいことです。

鶴と亀はまったく違う動物であり、まずは男と女、相手の本質を知ることが第一です。そのうえで、話し合いでわかりあうのはあり得ない（？）ので、お互いを理解することが重要となります。

●●こぼれ話⑤●●

親が子離れする機会は2回あると言われています。一回目は出産時にへその緒を切った時、2回目は思春期で、この時うまく子離れできないと、いつまでも親離れできない子どもになる確率が高いとされています。

男性はいつまでたっても母親が大好きで、マザコンと言われる人も多くみられます。女性の場合は基本的に結婚で家を出ていくので、妻が夫と別れる時、「お金や物は要らない」と言って夫を捨てて出ていった場合、その陰に別の男性が存在していた……ということはありませんでしたか？

「教育」の「教」は男性の役割で、「育」は女性の役割です。男性は原理原則を教え、女性は誉めて育てることが肝要です。

●●こぼれ話⑥●●

「定年退職」それは、男性にとっては「終着駅」、女性にとっては「始発駅」。今まで家を顧みないで会社人間だったのに、定年後、妻の後をついて回ったり、妻が一人で出かけるのを快く思わない夫が多いのです。妻は「もう～、私は友だちと出かけたいのに。やめてよ」という具合です。

一時期流行った「ぬれ落ち葉」にならないために、定年までに終着駅がずっと先になる方法を考えることができたらいいですね。そして、定年後を無我夢中で生きることができて、終着駅＝あの世への始発駅というのはどうでしょう？　最高ではないですか？

●●こぼれ話⑦●●

なぜ「女子会」があり、「男子会」はないのでしょうか？

女性は基本的に家を守って子どもを育てるのが特徴です。男性は獲物を捕りに行くという危険な行為をして、死んでしまう確率が高いのです。そうなると、女性同士で助け合わないといけないので、女性同士集まるのではないでしょうか。そして、心を打ち明けて話をする女性は、秘密を守れない人が多いのです。「聞かなかったことにしておいてね」と言われても、言ってしまった経験はありませんか？

●ちょっと一休み②●

＊昔は玄米食でよく噛まなければならず、そのために顎をよく動かして、脳が発達したのです。

「つるは千年、かめば万年」

＊百歳を超えた福岡の女性は、自分の歯が28本揃い、新聞を毎日読んでおられるそうです。

「つるはせんべい、かめまへんねん」『座布団一枚！　いえ、二枚!!』

（『笑いは心と脳の処方せん・ユーモアから学ぶ健康学』昇幹夫著より）

……一口メモ⑤……

しっかり噛んで、よく唾液を出すことの重要性はいくら説いても過言ではありません。認知症予防にもつながります。『歯は命とつながる臓器』という本もあるほど大切な自分の歯で噛んで、いくつになっても美味しく食事を楽しみたいものです。

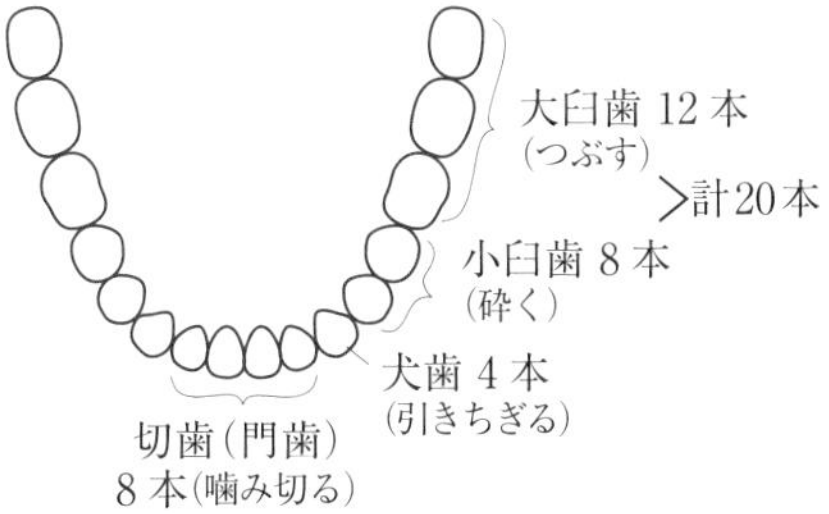

合計 32 本（親知らず 4 本を含む）

●歯の数に合う食べ方

穀物　**5**：魚・肉　**1**：野菜類　**2**

と言われています。

●唾液の重要な働き

口の中に潤いを与え、汚れなどを洗い流す
口の中の滑りをよくし、食べものを飲みこみやすくする
消化液として、でんぷんなどを分解する
口に入った細菌などを殺す
がんを起こす物質の働きをおさえる
老化を防ぐホルモンの一種を出す

（『新・ポケット版 学研の図鑑　人のからだ』より）

2. 五行

次は陰陽五行説の「五行」を見ていきましょう。

「木火土金水（もくかどこんすい）」

この五つの要素（木・火・土・金・水）を宇宙一体化して、自然と人間に当てはめてルール化したものを「五行」といいます。この五つの要素は、五臓六腑、味、感情、季節、色などに当てはめられています。ただし、この五臓（肝臓・心臓・脾臓・肺（臓）・腎臓）は西洋医学とまったく同じという訳ではなく、その働きを意味しています。

五行の基本となる「木火土金水」の図とその上の説明文を、頭の中で絵にして理解し腑に落とすと、自然に覚えてしまいます。これは右脳を使ったことになります。つまり、このように全体を見て映像にして理解すると『右脳開発』につながります。

●●こぼれ話●●

最近では「右脳開発のためにソロバン教室が利用されている」というと大げさでしょうか。電卓の出現で、一時期すたれていたソロバン教室がまた復活してきています。それは、ソロバンが上達すると頭の中にソロバンができ上がり、映像で計算（暗算）ができるようになるうえ、集中力も身について、右脳開発・脳トレにも役立つことが証明されてきたからです。（もう一つの右脳開発の方法は44頁「右脳開発ができるノート」参照）

この「木火土金水」から五行はどんどん広がっていきます。
「木」と木がこすれあって「火」が発生し、そして、燃え尽きた火が灰「土」となり、その土の中には時間の経過によって鉱物である「金」属が生まれます。その金属が土から出た時には「水」滴となり、その水は木を潤し育てます。

木から火が生まれ、火から土になるこの循環は、親子関係になります。つまり、自分を生んでくれた親、自分が生んだ子、親に助けられ、子を助ける、この繰り返しです。誕生から青年、成人となり、年老いて逝く。そしてまた生まれ変わる。五行は輪廻そのものです。

では、親子関係とそれに相反する関係を見てみましょう。先程のように、その情景を、あたかも目の前にあるかのように描きながら読んでみてくださいね。

「木」と木がこすれあって「火」になり、
燃え尽きた火が灰「土」になり、
土の中から「金」属が生まれ、
土中の金は冷えて水滴「水」となり、

●親子関係の図
(映像として、理解するところ)

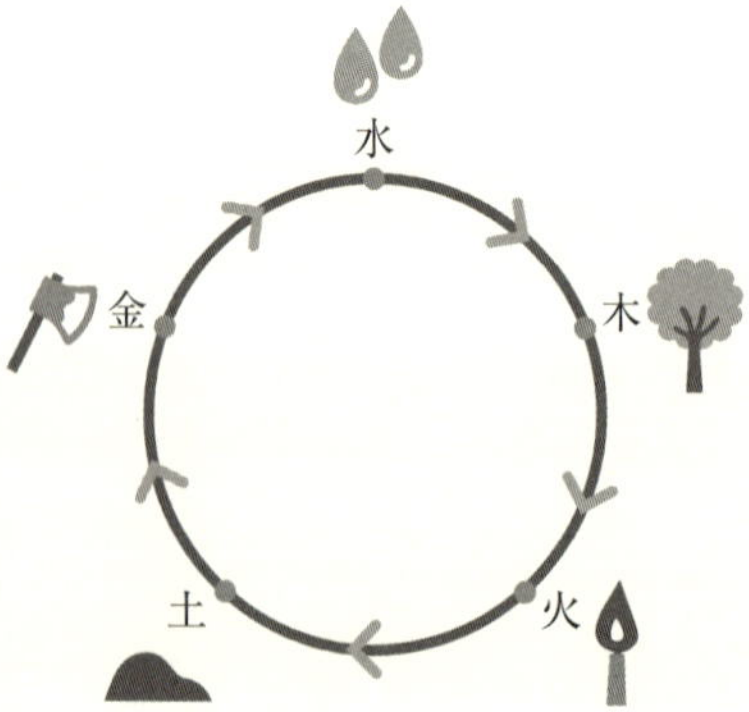

水は「木」を育てます。

そして、この隣同士の関係は、右回りで親子を表しています。この親子関係を「相生（そうしょう、そうせい）」といいます。「相性の良し悪し」という時の相性は、ここからきています。

助ける関係があれば、いじめる関係が出てきます。これを相剋（そうこく）といいます。お互いに牽制《けんせい》しあったりする間柄になります。

「木」は根を張って「土」の養分を奪い、
「土」は「水」の流れを止め、
「水」は「火」を消し、
「火」は「金」属を溶かし、
「金」属の刃物で「木」を切り倒します。

「木火土金水」をもっと詳しく見ていきましょう。

●相反する図
（映像として、理解するところ）

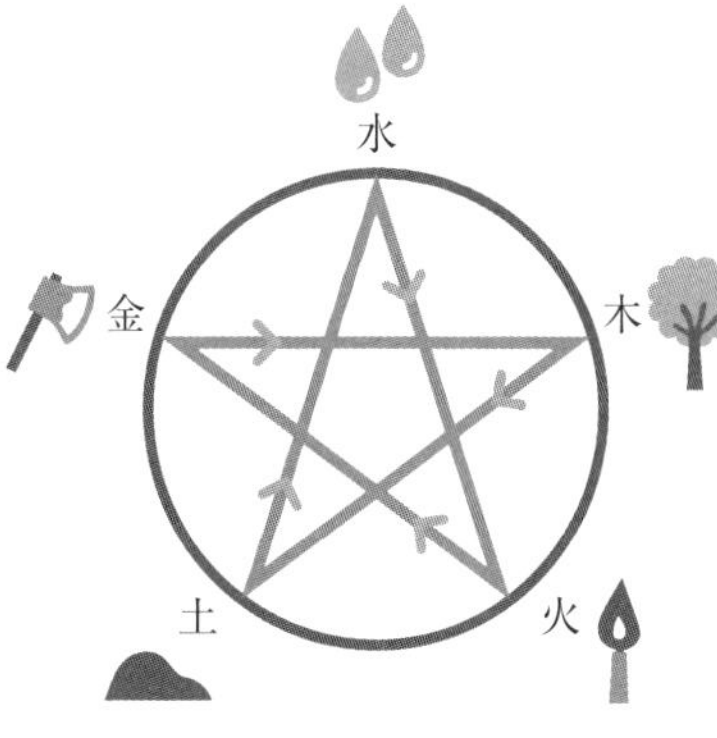

●基本図（覚えるところ）

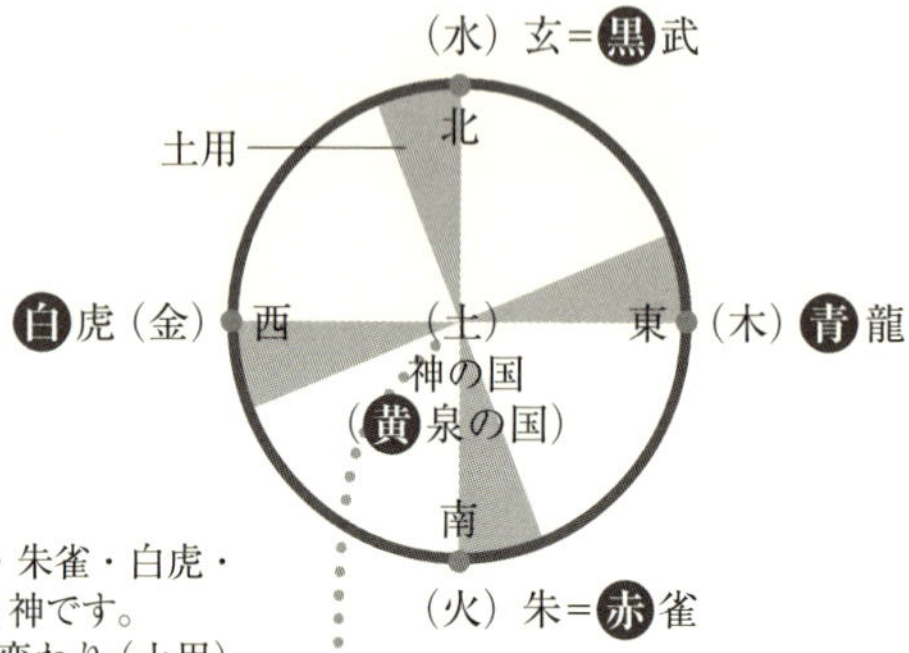

＊四神（青龍・朱雀・白虎・玄武）は守り神です。
＊季節の移り変わり（土用）には、神の国（＝黄泉の国）へ帰ります。

●展開図
（基本図の変化したもの／覚えるところ）

「土用」の位置は次の図へと変わりました。

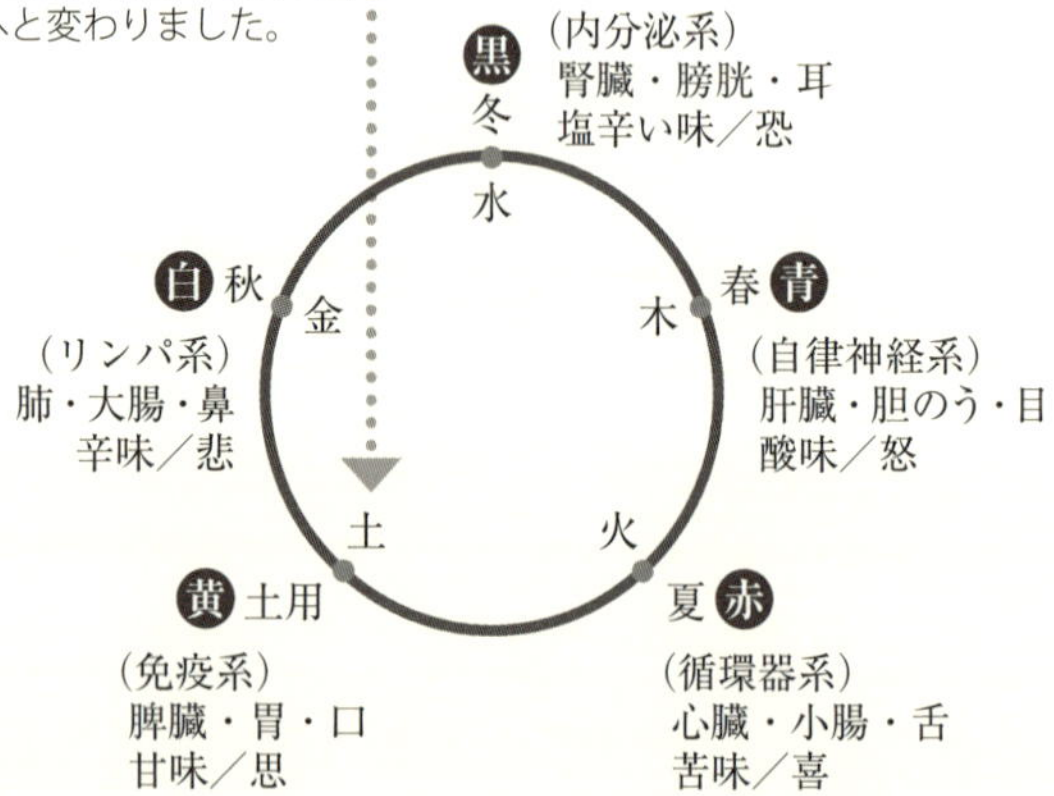

＊自律神経系→　循環器系→　免疫系→　リンパ系→　内分泌系→　自律神経系

「木」の肝臓は、血と気。（自律神経）は気で、交感神経と副交感神経のバランスをとることが大事。緊張したり、興奮したりのストレスが多い現代社会は交感神経が優位になってしまっている。そうすると、血管が収縮して、血流障害が起きる。

「火」の心臓は（循環器系）で、血液を体中に循環させているが、血流障害により体温が下がると免疫力が低下する。（体温が1度下がると免疫力は30％低下する、と言われている）ストレスも免疫力を低下させる。

「土」の脾臓は（免疫系）。免疫力が下がると、血液が細部のリンパ管へ流れにくくなり、リンパ管の目詰まりを起こす。

「金」の肺臓は（リンパ系）。目詰まりを起こすと、体内に毒素が出てきて、ホルモンなどのバランスを崩す。

「水」の腎臓は（内分泌系）。ホルモンのバランスが崩れると、下水処理する腎臓の流れが悪くなってむくんだり、水は腐ったりする。そうすると血液も汚れるから（自律神経）は失調する。

（言いかえると、肝臓は智恵の場。工場なので作ったものをためこまずに流さないといけない。商品の流通が事故や便秘で停滞すると免疫力が落ち、やる気などの気力もなくなってしまう。また、商品は地方へ運ばれなくなり、返品されてしまうかもしれない。さらに、でき上がった商品の在庫を抱えなくてはいけなくなり、最終処理の配管が詰まってしまう可能性がある）

ちなみに、西洋医学では下記のように分けられています。

心臓：循環器系
肺　：呼吸器系
胃・小腸・大腸・肝臓・胆のう：消化器系
腎臓・膀胱：泌尿器系

一言 右脳開発ができるノート

「読んだこと」「聞いたこと」「自分の身に起きたこと」などを題材にして全体像で絵を描くことができると、脳が活性化して先を読める力がついてきます。映像として理解すると腑に落ちる。腑に落とすと血となり肉となり応用がきくようになります。たとえば、数学の計算のように一つの「答え」ではなく、このノートを使って練習を繰り返すと、幅の広い「応《こた》え」が出るようになります。今までは覚えて積み重ねるという形でしたが、今の「水の時代」は目的・目標に向かって進んでいく時代。目標に対して計画を立てる場合にもこのノートが役に立ちます。実生活に役立つノートです。（私自身も練習中です）

まず、手の大きさの5号（A6）ノートを用意します。左のページに出来事、読んだこと、聞いたことなどを書きます。左のページの出来事に対し、右のページに、[1]全体像（何を言おうとしているのか）、[2]前処理*・前始末、[3]ポイント、[4]やってはいけないこと（致命的なこと）、[5]目的、その下に左の出来事を今の自分の立場に当てはめて、①自分の立場では、②期限**（いつまでに）を書いていきます。

*前処理：全体像の中で、これをしておかないとトラブルが起こる、という前もっての処理
前始末：起こりそうなことに対して、前もってルールを作っておく
**期限：ここは、つい「いつから」を書いていますが、「いつまでに」という結果から入ることがポイントです

例題で考えてみましょう。

●例1

「花に水をやっておいて」と上司に言われた場合の一般社員の対応（「応え《こた》」の一例として）

1 全体像（何を言おうとしているのか）

花に水をやるだけなのか、それ以上のこともできるのか、感動を呼ぶことまでできるのか。「あなたはどうしようとしていますか」が問われている。

2 前処理（何に気づけと言っているのか）

掃除に、花の水の入れ替えを組み込む。

3 ポイント

言われたことから起こりうる可能性に対して、どこまで想像力を働かせて動くことができるか。

4 やってはいけないこと（致命的なこと）

細かいことを言われた、と思ったり、ふ

左ページ　出来事など	右ページ　思い・考え・想像
・知識 ・テレビ（映像が見える） ・現実の世界 ・ハード	・智恵 ・ラジオ（映像が見えない） ・幻想の世界 ・ソフト 1 全体像（何を言おうとしているのか） 2 前処理・前始末 * 3 ポイント 4 やってはいけないこと（致命的なこと） 5 目的 すべて“第三者に映像が浮かぶように” ① 自分の立場では ② 期限（いつまでに）**

てくされたりしない。

5 目的

言われたことを速やかにする。（裏の目的：気づかないあなたがいる、ことを言われている）

A ①自分の立場では（社長の立場では）

それだけしかできないのか、どこまでできるのかを見極める力を持たないといけない。

②期限（いつまでに）

たまたまなのか、常時なのかをみる時間をとれるまで。（良い人材は大切な場所に配置転換するために）

B ①自分の立場では（このノートを練習中の私自身の立場では）

例題をたくさんする。

②期限（いつまでに）

5月末までに

●例2

「花に水をやっておいて」と上司に言われた場合の秘書の対応（「応《こた》え」の一例として）

1 全体像（何を言おうとしているのか）

「あなたは秘書としての仕事をしていないのではないですか」が問われている。

2 前処理（何に気づけと言っているのか）

秘書としての役目役割をもう一度考え直す必要がある。

3 ポイント

わざわざ指摘されたことを、どのようにとらえ、どう素早く動けるか。肝に命じる。

4 やってはいけないこと（致命的なこと）

細かいことを言われた、と思ったり、ふてくされたりしない。

5 目的

言われたことを速やかにする。（裏の目的：気づかないあなたがいる、ことを言われている）

（この例題では、4と5は一般社員も秘書も同じ回答になります）

A ①自分の立場では（社長の立場では）

適材適所の人事をしないといけないことに気づく。

②期限（いつまでに）

その人に対して、言ったことができるかできないか、どこまで度量があるかを判断できるまで。

B　①自分の立場では（このノートを練習中の私自身の立場では）
自分の役目役割は何なのだろうか、を考慮する。
②期限（いつまでに）
5月末までに

今回はこの例題を取り上げていますが、最初は新聞のコラムなど短くまとまった文章で練習する方がわかりやすいかもしれません。

いろいろな題材で繰り返し練習することがコツで、見たり聞いたりしたことが、即座に右ページ化できるようになれば、しめたものです。

人間関係

人間関係のトラブルで私たちは悩んでいます。あの人とは気が合わない、3人ならいいけれど、1対1になるとどうもうまくいかないなど。反対に、あの人とは初めて出会った時から話が弾んで前からの知り合いのようだ、などの経験をされたことはありませんか？

東洋医学的にみれば、この五行で、どうして相性が悪いのか良いのかがわかります。五行の例題で遊びながら、人間関係の改善に役立ててみましょう。

●例題その1 - a

木を、助けるのは誰ですか？　そして、その理由は？

●例題その1 - b

木が、助けるのは誰ですか？　そして、その理由は？

●例題その2 - a

木が、いじめるのは誰ですか？　そして、その理由は？

●例題その2 - b

木を、いじめるのは誰ですか？　そして、その理由は？

そして、意外に間違えやすいのは、火がいじめるのは木だと思われるでしょうが、木は火を作るから、火の親になります。子は親をいじめないというのがポイントです。

●例題その3

A（木）の自分はB（金）さんとどうもうまくいかない。そこにCさんが入ると円満な関係になりました。Cさんとは誰なのでしょうか？

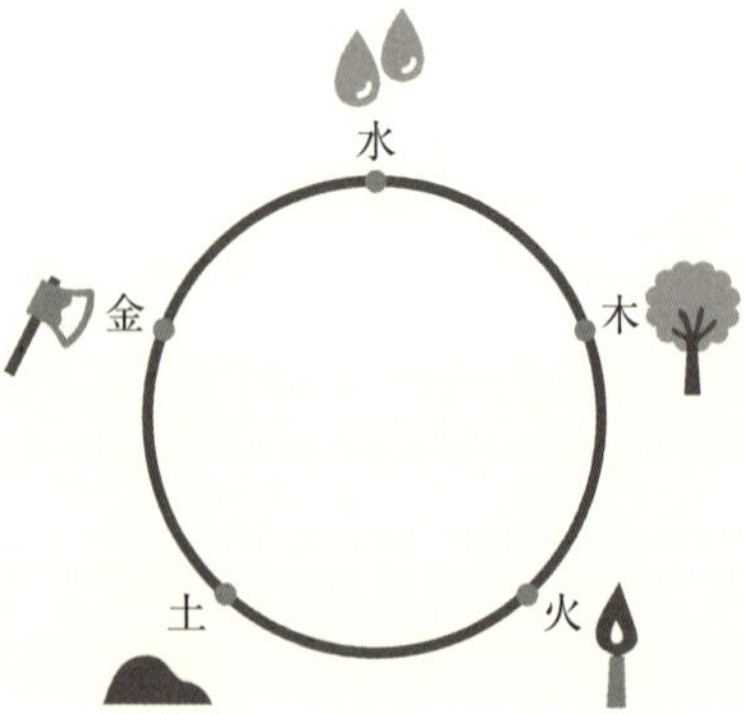

《答え》

●例題その1‐a

木を、助けるのは「水」です。

水は木に養分を与え、また水がなければ木は育たないから。

●例題その1‐b

木が、助けるのは「火」です。

木と木がこすれて火を生み出し、また木は火をよく燃え上がらせるから。

●例題その2‐a

木が、いじめるのは「土」です。

木は土中に根を張ることで、土の栄養分を奪うから。

●例題その2‐b

木を、いじめるのは「金」です。

斧などの金物で木を切るから。

●例題その3

木と金ではうまくいかない時に、「火」が助けに入ります。斧の金は木を切っていじめますが、そこへ木の子どもの火が親をかばいに来て、金を燃やそうとすると、金は燃やされたら困るので、木をいじめることはできなくなるから。木は子どもの火を大切にすればいいことになります。（答えは親の「水」でも同じことになります）

答えは合っていましたか？　「木」以外でも挑戦してみてくださいね。

では、これを実際の人間に当てはめてみましょう。

それにはまず、自分の生まれ年による「九星《きゅうせい》」を知っておく必要があります。比較的年配の人以外は自分の年齢による「九星」（九星：一白《いっぱく》水星、二黒《じこく》土星、三碧《さんぺき》木星、四緑《しろく》木星、五黄《ごおう》土星、六白《ろっぱく》金星、七赤《しちせき》金星、八白《はっぱく》土星、九紫《きゅうし》火星）を言える人は少ないのではないでしょうか。

まずは、自分の星は何なのかを調べてみましょう。昭和30年から書いてみました。左ページ下の図をご覧ください。そして、それを生年に当てはめると、あなたの「九星」がわかります。

●年まれ年からの九星の見つけ方

暦の九星早見表がなくても、メモがあれば簡単にわかる方法があります。私はわかりやすい昭和30（1955）年を九紫火星と覚えて基準にしていますが、もし自分の出生年が昭和60（1985）年なら、「60年は六白金星」を基準にするとわかりやすいのではないでしょうか。

●九星を基本図に付けたもの

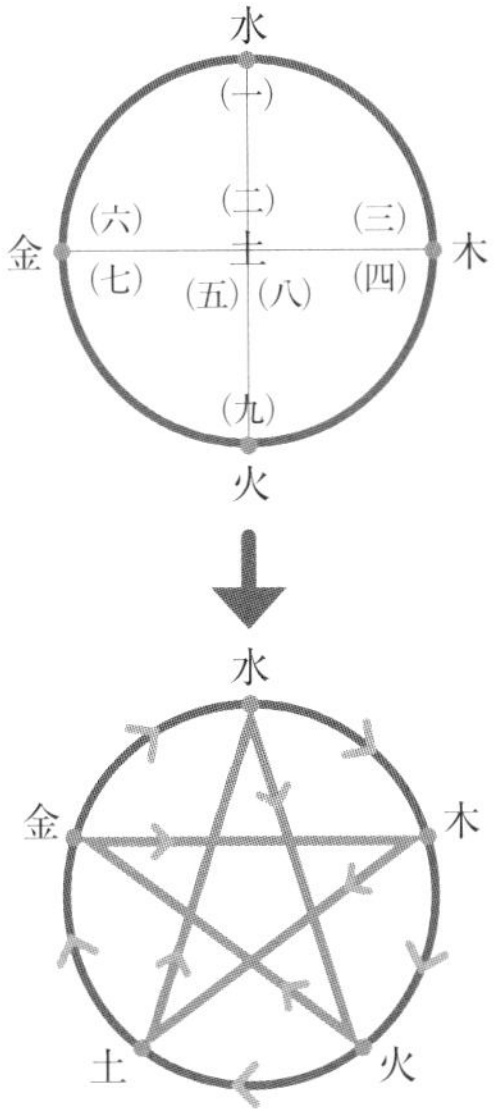

《九星の見つけ方》

西　暦	1955	1964	1973	1982	1991	2000
九紫火星	昭和 **30**	39	48	57	平成 3	12
八白土星	31	40	49	58	4	13
七赤金星	32	41	50	59	5	14
六白金星	33	42	51	**60**	6	15
五黄土星	34	43	52	61	7	16
四緑木星	35	44	53	62	8	17
三碧木星	36	45	54	63	9	18
二黒土星	37	46	55	平成 1	10	19
一白水星	38	47	56	2	11	20

＊ただし、その年の節分までに生まれた人は、その前年の九星になります。

これであなた自身、そして周りの方が「木火土金水」のどれに当たるのかがわかりましたね。

それでは九星を使って先述した例題を置き換えますので、図に当てはめて挑戦してみてください。

●例題その1 - a

三碧・四緑木星人を、助けるのは誰ですか?

そして、その理由は?

●例題その1 - b

三碧・四緑木星人が、助けるのは誰ですか?

そして、その理由は?

●例題その2 - a

三碧・四緑木星人が、いじめるのは誰ですか?

そして、その理由は?

●例題その2 - b

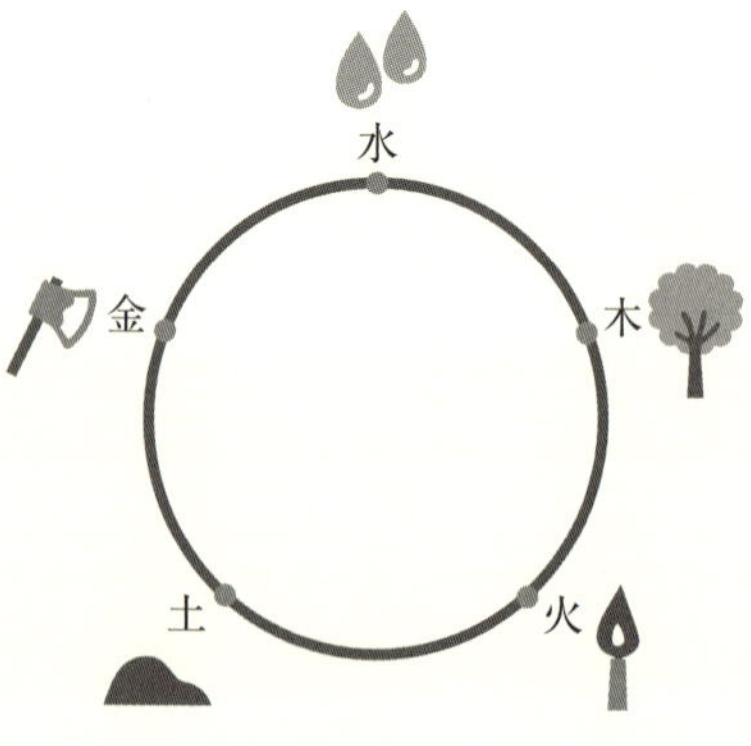

三碧・四緑木星人を、いじめるのは誰ですか？
そして、その理由は？

●例題その3
A（三碧・四緑木星）の自分はB（六白・七赤金星）さんとどうもうまくいかない。そこにCさんが入ると円満な関係になりました。Cさんとは誰なのでしょうか？

《答え》
●例題その1－a
三碧・四緑木星人を、助けるのは「一白水星人」です。
水は木に養分を与え、また、水がなければ木は育たないから。

●例題その1－b
三碧・四緑木星人が、助けるのは「九紫火星人」です。
木と木がこすれて火を生み出し、また木は火をよく燃え上がらせるから。

●例題その2－a
三碧・四緑木星人が、いじめるのは「二黒・五黄・八白土星人」です。

木は土中に根を張ることで、土の栄養分を奪うから。

●例題その2‐b

三碧・四緑木星人を、いじめるのは「六白・七赤金星人」です。斧などの金物で木を切るから。

●例題その3

Cさんは「九紫火星人」です。

斧の金は木を切っていじめますが、そこへ木の子どもの火が親をかばいに来て、金を燃やそうとすると、金は燃やされたら困るので、木をいじめることはできなくなるから。木は子どもの火を大切にすればいいことになります。（答えは親の「一白水星人」でも同じことになります）

自分の九星と身近な人の九星を知り、五行に当てはめてみてください。思い当たるふしはありましたか？　そうそう！　とか、全然違う！　とか…

金である斧で切られるから、木は常に金にいじめられていると思いがちです。けれども、剪定されている場合があります。花や実がよく育つために、伸び過ぎて邪魔しないために切る。よく育つように間引きするために切る場合もあれば、根元を残して枝葉を切る場合もあります。お互いさま、「すべて良し」です。

水にいじめられて火は消されてしまう。でも、火が燃えすぎるのを止めるのも水です。また、水を止めていじめるのは土ですが、水を目的地まで流すのも土。ということは、水の人は土の人が怖いけれど、時には土の人の言うことに耳を傾けないといけない、ということになります。だから水の人は土の人が怖いとか嫌だなどと言うのではなく、その裏を見なければいけないということになります。つまりすべてかかわり合って、「すべてが愛」ということになりますね。

五臓六腑（六臓六腑）

心臓から出た血液は脳へ行き、肺へ行き、腎臓へ行き、そして肝臓は小腸からきた血液も一緒になって、すべての血液が心臓へ戻ります。心臓は一回の拍動で約70mℓ、1分間で5ℓの血液を送り出して、血液は全身を巡り、心臓へ戻ってきます。このように心臓は一定のリズムで休みなく働いてくれています。

体の内部では人間の意思にかかわらず、それぞれの器官がそれぞれの仕事を毎日毎時間してくれています。人間の体は精巧をきわめ、どこを考えても不思議に満ちています。授かった自分の命、授かった体を思うと、愛おしく思わずにはいられません。

あなたは自分の目、口、手足、内臓などを自分の体で自分のものだと思っておられませんか？　そうなのです。自分の体、自分のものなのです。では自分のものなら、なおさら、大切にしないといけません。相手を大切に思うと、相手のいろいろなことが知りたくなりませんか？　自分の体を愛するということは、肝臓や腎臓がどこにあり、どんな形をしていてどんな働きをしてくれているのかを知ることではないでしょうか。自分の体の内部まで理解できたら、体自身も喜ぶのではないでしょうか。

東洋医学では人間の肉体を五臓六腑に分け、五臓はそれぞれ「木」は肝臓、「火」は心臓、「土」は脾臓、「金」は肺（臓）、「水」は腎臓に当てはめています。

五臓それぞれが関連しあい、その中心をなす「土」は脾臓（西洋医学の脾臓とは違い、膵臓を含む働きを指しています）で、他の臓腑に与える影響は最も大きいものです。また、五臓と補完しあう六腑は、肝臓には胆のう、心臓には小腸、脾臓には胃、肺には大腸、腎臓には膀胱、そして、三焦があります。（三焦は96頁「③一日」で説明します）

①臓器

ここからは右記の五行の展開図から、「木火土金水」を「肝臓、心臓、脾臓、肺、腎臓」の当てはまる『臓器』で見ていきましょう。例題をあげていきますので、回答にチャレンジしてみてください。

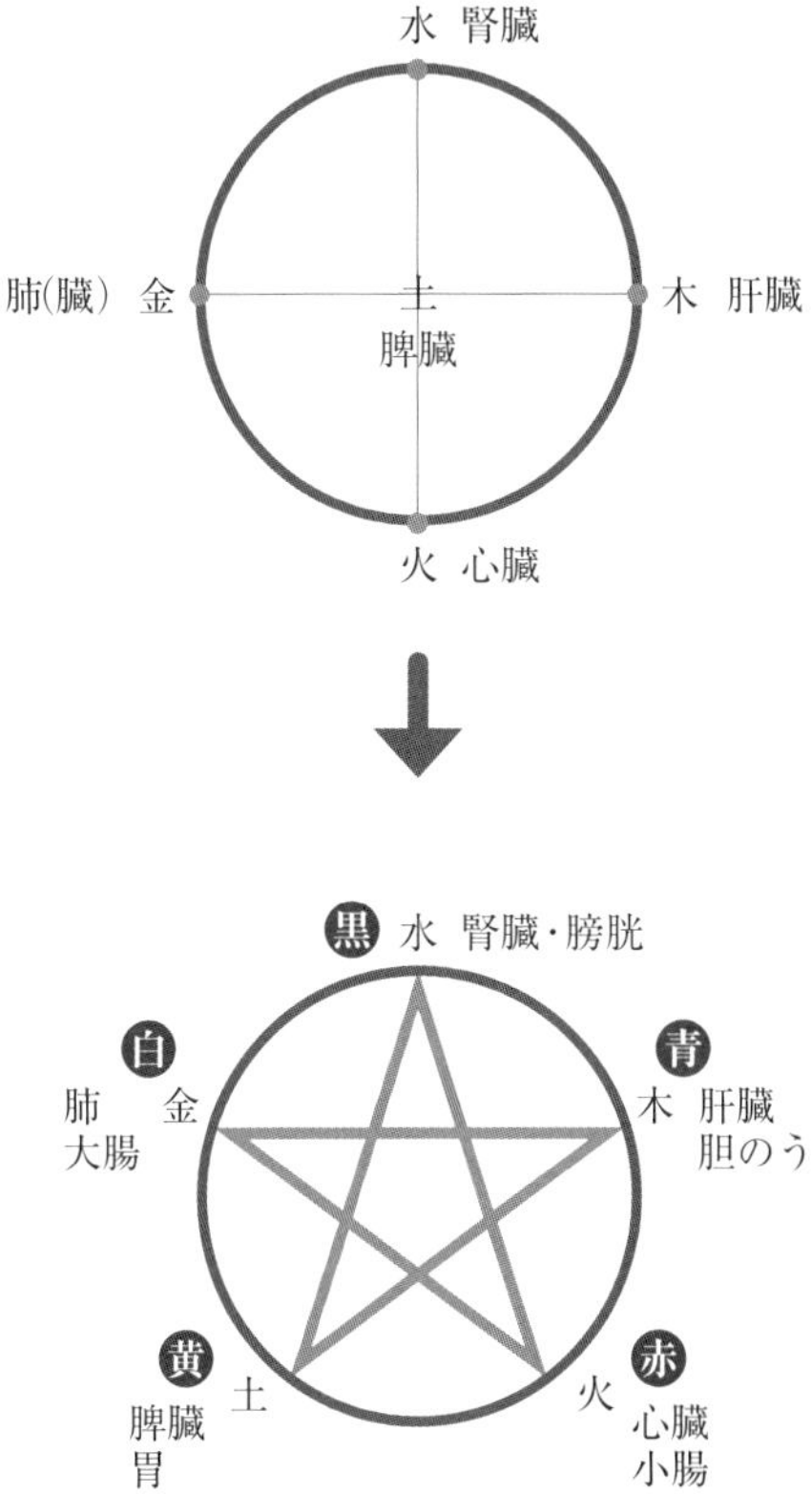

＊例題が解きやすくなる考え方

「肝臓を、助けるのはどこですか？」という質問には、まず、頭の中で変換！　肝臓は「木」なので、「木」を助けるのはどこですか？　という形に変換しながら考えていくと、理解しやすいと思います。

●例題その1‐a
肝臓を、助けるのはどこですか？　そして、その理由は？

●例題その1‐b
肝臓が、助けるのはどこですか？　そして、その理由は？

●例題その2‐a
肝臓が、いじめるのはどこですか？　そして、その理由は？

●例題その2‐b
肝臓を、いじめるのはどこですか？　そして、その理由は？

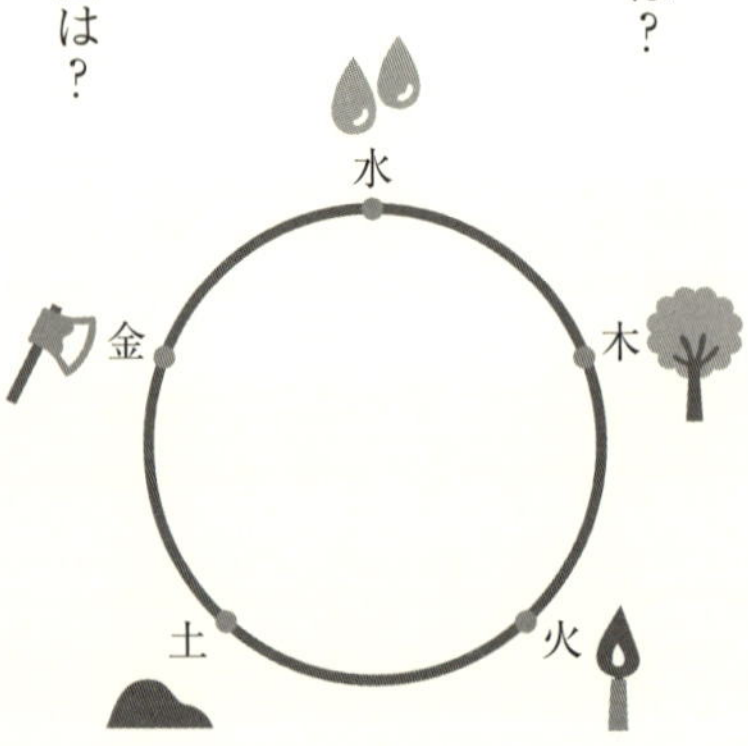

《答え》

●例題その1‐a
「木」の肝臓を、助けるのは「水」の腎臓です。「木」は「水」の子になります。腎臓の血・水が順調に循環することで、血液浄化をになう肝臓の負担が減るから。

●例題その1‐b
「木」の肝臓が、助けるのは「火」の心臓です。「木」は「火」の親になります。肝臓の自律神経のバランスがとれて血液の流れが良くなれば、心臓の血液の流れも良くなるから。

木と火なので、木が燃えてしまうのではないか？ と思われるかもしれませんが、木は燃え尽きて火になるという親と子の関係なので、子は親をいじめることはありません。

●例題その2‐a
「木」の肝臓が、いじめるのは「土」の脾臓です。
肝臓がストレスで緊張すると、脾臓（胃）の働きが落ち、食欲不振・便通異常などがおきたりするから。「木」の感情である怒り・イライラからの胃痛は避けたいものです。

●例題その2 - b

「木」の肝臓を、いじめるのは「金」の肺です。

肺・大腸のリンパの働きが悪くなると、解毒・浄化をする肝臓に負担がかかるから。肺は呼吸器なので、静かに瞑想すると、腹が立つのが少しおさえられます。

②色

「木火土金水」は「青色、赤色、黄色、白色、黒色」に当てはまります。「青色」は「木」です。では、「木」を助けるのはどこですか？ という風に転換しながら、例題を解いてみてください。

●例題その1 - a

顔色の青い人を、助けるのは誰ですか？

そして、その理由は？

●例題その1 - b

顔色の青い人が、助けるのは誰ですか？

そして、その理由は？

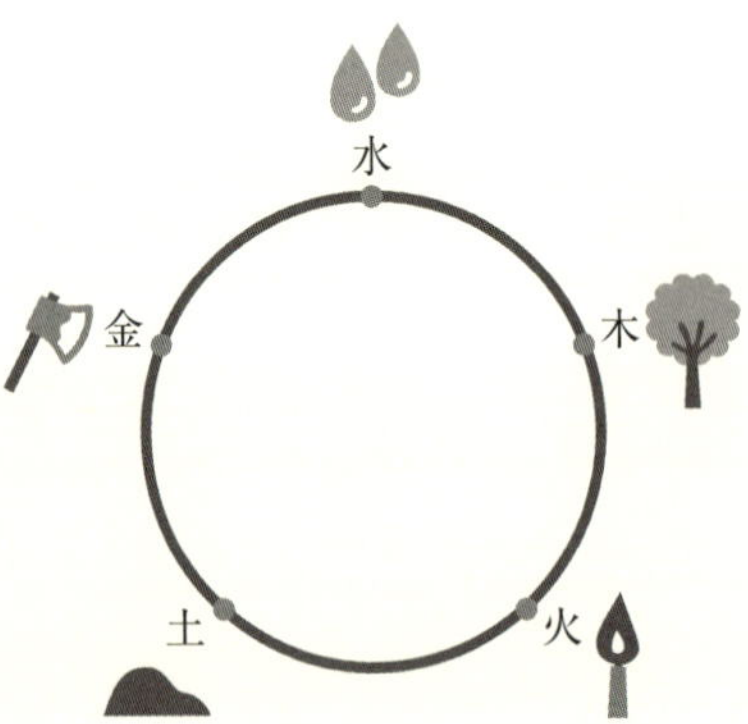

●例題その2-a
顔色の青い人が、いじめるのは誰ですか？　そして、その理由は？

●例題その2-b
顔色の青い人を、いじめるのは誰ですか？　そして、その理由は？

《答え》
●例題その1-a
「木」の青い人を、助けるのは「水」の黒い人です。

腎臓での血液のろ過作用や、水分調節がうまくいかなくなると、顔色が黒くなる。その「腎」の不調を改善すると、「肝」の血液がきれいになるから。

●例題その1-b
「木」の青い人が、助けるのは「火」の赤い人です。

自律神経のバランスがとれて「肝」の血液の流れが良くなれば、「心」の血流も改善されて、赤ら顔になりやすい「心」の人が元気になるから。

●例題その2-a

「木」の青い人が、いじめるのは「土」の黄色い人です。

血液浄化・再生をになう肝臓が弱ると皮膚が青くなる。「肝」の衰えは脾臓・胃に負担をかけ、最終的には重症の黄疸となるから。（肝臓が弱り皮膚が青くなる段階は、ハインリッヒの法則*（1：29：300）ではすでに29の点滅になります。青色から黄色になったら赤の点滅なので、体を休めなければいけません。重症の黄疸になると、命の危険を伴います）

●例題その2-b

「木」の青い人を、いじめるのは「金」の白い人です。

皮膚も呼吸器の「金」に該当します。肺の悪い人は色白の人が多い。呼吸の乱れは自律神経「肝」の乱れとなり、そうすると肝臓が弱って顔色が青くなるから。

＊ハインリッヒの法則
1つの重大事故の背後には29の軽微な事故があり、その背景には300の異常が存在するというもの。（例：年間の自殺者は3万人と言われています。1：29：300の1が3万人なら、（軽いうつ状態の人を含めると）900万人の潜在者がいると考えられます）

③感情
「木」は肝臓：怒り、イライラ、ヒステリー、傲慢
「火」は心臓：喜び、喜び過ぎの興奮状態、思いやりがない、冷酷
「土」は脾臓：思い、クヨクヨ、悩み、利己的、優柔不断
「金」は肺臓：悲しみ・憂い、メソメソ、悲観的
「水」は腎臓：恐怖・驚き、不安

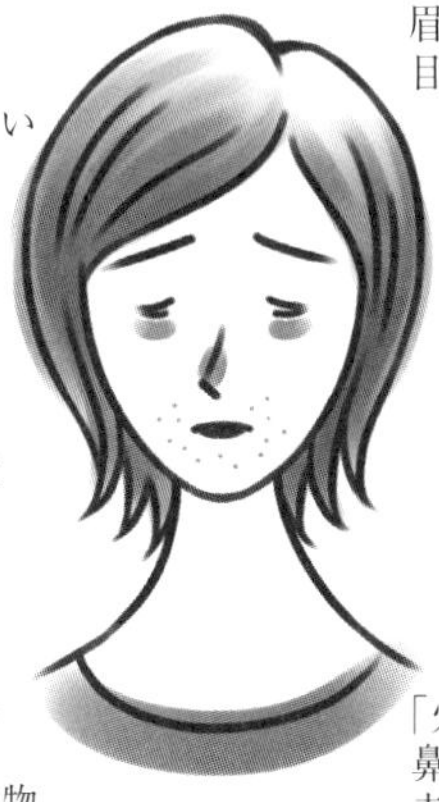
「木」
眉間にしわ
目ショボショボ
「水」
目の下クマ
顔色黒い
耳聞こえにくい
「金」
顔生気なし
顔色白い
アトピー症状
「土」
目尻ツヤなし
顔色悪い
口周囲吹き出物
シミ
「火」
鼻頭・頭頂
赤い

「木」の人は、怒りイライラすると、眉間にしわができ、爪に縦線が出ます。目がショボショボし、肩がこります。

「火」の人は、喜びが過ぎると、鼻の頭と頭頂部が赤くなります。

「土」の人は、クヨクヨ思い悩むと、目尻にツヤがなくなり、顔色が悪くなります。食べ物に文句を言ってばかりいると、口の周り・内外に吹き出物やシミができやすくなります。

「金」の人は、悲しんでばかりいると、顔

全体に生気がなくなり、顔色が白くなります。アトピー症状も「金」の人です。

「水」の人は、恐れ・不安でいっぱいになると、目の下にクマができたり、顔色が黒くなったりします。耳が聞こえにくくなります。

●●こぼれ話①●●

歯茎の周りで舌を動かしたり、舌を上下左右にできるだけ長く出したり、大きく口を開けて「あいうえお」を言ったりするのは、口の周りの筋肉を鍛えて、ほうれい線を薄くしたり、顔のゆがみを改善したり、認知症予防にも効果があるとされています。また、舌の運動で唾液の分泌も増え、口臭や歯周病の予防にもつながります。舌を鍛えると、美容と健康に一石何鳥にもなります。ぜひやってみてください。

●「木」の場合、怒りは「智恵」で解決します。智恵を出す自分になりましょう。

怒ることはあなたの寿命を縮めています。怒りと寿命を天秤にかけてみましょう。あなたを怒らせる人がいるのなら、できれば、その人と距離を置く。これが一番の方法です。気持ちのいい人と時間を過ごすことができればいいですね。

もし、「これくらいのことができないのか」と人に馬鹿にされた時は、智恵を出さないといけません。智恵を出すには3つの方法があります。

1 自分で何とか解決する方法を見つける。

2 自分で解決できない場合はカンニングをする。答え、応《こた》えを持っている人に聞く。そのためには、聞くことができる人との関係を常日頃から築いておく必要があります。

3 そういう人がいない場合、その質問・命令した人に聞く。ふところに入る。もしあなたが「馬鹿だ」と言われたら、「どうして馬鹿だとわかるのですか? 教えてください」と相手のふところに入っていく。「教えてください」という形にもっていくのです。

腹が立つのは、あなた自身に智恵がないことを自覚して、智恵を出す工夫をしましょう。病気は気の病、怒る人も怒られた人も命を縮めることになるかもしれません。

肝腎かなめ・肝心かなめの肝は中心です。肝っ玉が強いか弱いか、何事があっても、死ぬのは一回限りです。命を取りたければどうぞ取ってください、というくらいの度量をもつことが肝要です。

●「火」の場合、感謝が足りません。

火の人は自分のことしか考えない身勝手な人なので、周りの人に好かれず、一肌脱いであげようという人が現れないのです。火は心臓、感謝が不足しているので、循環がうまくいきません。

「お茶を入れてくれてありがとう」ではなく、「お茶を入れてもらって当たり前」と思うあなたはおかしいのではありませんか。五体満足でありがたい、手も足も動いてありがたい。すべてに対して「ありがたい」という気持ちを持つことができるかがポイントです。

2014年の日本女性の平均寿命は86歳。今現在、70歳とすれば、余命はあと20年近くあります。70歳まで人生経験を豊かにしてきた土台があってこそ、これからの20年間は有意義に過ごせるはずです。ここまでやってこられたのはいろいろな人のお陰。それならば感謝の気持ちで人に風を送ってあげましょう。お風呂の湯のたとえでよく言われるように、結果を期待しなくても、相手に温かい湯を送れば、その湯は結局自分のところへ戻ってきます。

「大切なものは何ですか?」と聞かれた時に、命と答える人もいますが、一般的にはお金という人が多いと思います。その大切なお金を寄付することは命を寄付することに通じます。大切なものを渡すと、その時に初めて物事が循環しだします。感謝という字は謝る、という字が入っています。謝るということは、してもらって当たり前ではなく、今まで気がつかなかったけれど、自分をここまで育ててくれた親に対して、「ありがとう」を言っただろうか。会社の悪口も言ったけれども、自分自身がそこまで頑張っただろうか。自分のミスをフォローしてくれた人もいたはず。そういう人に、「ありがとう」と言っただろうか。言っていない自分もいるのではないでしょうか。上司から部下に、部下から上司に「ありがとうございます」と心から言えた時、戸は開き、風が吹くのです。

すなわち、心臓は循環なので、循環しないと停滞します。そこからすべてがおかしくなっていきます。気が循環しない、血が循環しない、水が循環しない。それはすべて感謝を忘れたためです。気がつかなかったけれど、あなたがいたから私が存在したのね。私がここまで成長できたのも、あなたがいたからだね、と心から思うことができた時、今まで気がつかなくて、感じることができなくて、「本当にごめんなさい」という気持ちになります。それが感謝です。「火」です。

●「土」は批評・批判して謙虚さがない人です。

物事に対しても、食べ物に対しても、「あーだこーだ」と批評・批判します。お陰さまの心がありません。物を食べた時に不平や愚痴ばかり言うのです。それなら食べなくてもいいのではないでしょうか。食べ物に文句を言うと胃腸系統の病気になりやすいのです。食べさせてもらってありがたい、食べることができるだけでありがたいのです。お陰さまで、と言うのは日本人独特の発想です。目に見えない影の人に対して「ありがとう」という思い。縁の下の力持ちに対して、気がつかなかったけれど、あなたがいてくれてよかった、という謙虚さです。陰でありながら、「お」を付けます、「お陰さま」と。

「あの人、影が薄いよね」という表現があります。影が薄いということは存在感がないのです。存在感がない人は相手にされません。真逆のようにも思えますが、「自分が自分が」で話をして空気が読めない人も同じです。やかましい人、自分のことばかり話す人、お金を支払う段になれば、さっと姿を消す人も同じ「土」の人です。

●「金」の場合、「素直」がキーワードです。素直は人間力です。

だまされやすいようにみえますが、素直な人はだまされません。それでもだまされたのなら、あなたは素直ではなかったのです。自分で素直素直と言いながら、実は、あなたは人をだまそうとした人なのです。つまり、類は類を呼ぶのです。そういう思いがあるから、そういう人を呼んでしまう。そして、「私は絶対にだまされない」と言って、人の裏ばかりを見るのです。人が何かをしたら、裏があるのではないかと疑ってしまう。そういう人は人間力がないのです。こういう人は胸襟を開くことはありません。胸を開かないから、肺なので呼吸器系の病気になりやすいのです。

出世したい場合に一番素直なのは、「できません」「わかりません」「教えてください」と相手に言うことです。こうすれば素直になります。信頼関係を保つことができ、信用を得られるようになれば、人間力がついた「金」の人、そのものなのです。

●「水」の人は、水に流すことができません。

人間関係のトラブル、特に男女のトラブルで多いのが執着心によるものです。これは、男性と女性の性格を知る必要があります（21頁「陰と陽」のところも参考にしてください）。女性の執着心、男性の執着心はこうで、その時、男性は女性を、女性は男性をどう思っているのかを知っておかなければいけません。

過去の出来事、それは失敗だったのではありません。それはあなたの将来の夢のための小道具だったのです。過去には戻れないので水に流す。「よかったね」と水に流すと、物事は流れていきます。いままでのこと全部を水に流すのです。腹が立ったこと、いろいろなこと全部があなたにとって必要だったのです。そのことに気づかないから、「あいつ！」と思ったとたんに筋肉が固くなり、「あいつ！」と思うから水がたまるのです。すべて体に現れるのです。水に流していないのです。滞っているのです。

執着心が強くて、過去のことばかりしゃべる人が「水」の人で、腎臓系の問題を起こしやすいのです。

一言 神さまからのメッセージ

毎日生活をしていると、人間関係でいろいろなことが起こります。「あの人のあの言い方！」「何？　あの態度！」「そんなに言われる筋合いはない！」など、むかつく時はありませんか？　その時、あなたはどうしておられますか？　その時の対処法をお教えします。

神さまからのメッセージ、神様のルールは直接本人にではなく、第三者（怒りの相手Aさん）を通じてやってきます。

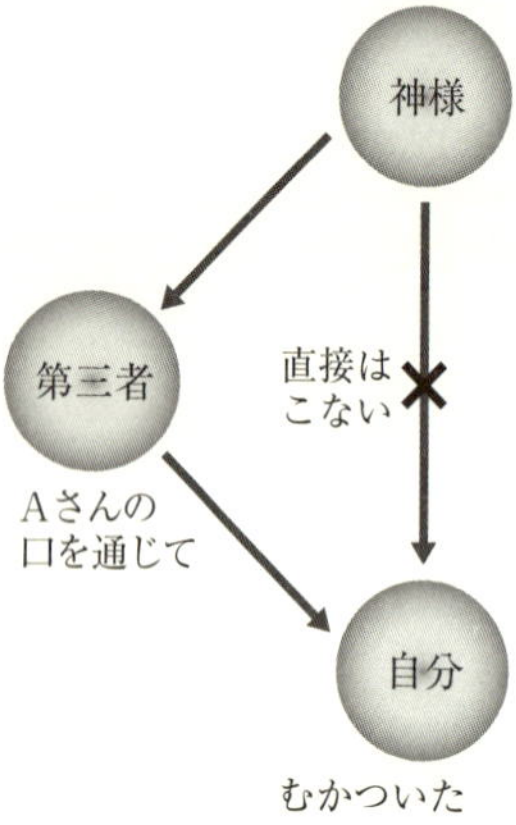

神様が言っている言葉にする。

（意図がある→気づきなさいよ

無視されないで、チャンスをもらっている）

腹が立ったり、むかついたりすることは誰にでもあります。その時の特効薬「むかつきノート」を紹介します。まず、「右脳開発ができるノート（44頁）」に出てきたのと同じ5号（A6）のノートを用意します。

むかついたことを左のページに記入します。書いたら、「こんな場面をいただいて、ありがとうございます、ありがとうございます」をひたすら繰り返し言い続けます。そうすると、不思議とありがたくなってきます。「このことはAさんを通じて神様が言っておられるのだ」ということがわかるようになります。そして、右のページで「右脳開発ができるノート（46頁参照）」のように分析をすると、気づきがもらえ、ますますありがたくなってきます。

ノートの表紙には、「神様からのメッセージ」と書いておき、内側には「むかつきノート（むかついた後は、その人に「ありがとう」を言いまくろう）」と書いておきます。悩みごと、腹が立つこと、人間関係の問題には、このマントラ「ありがとうございます」を利用することによって、あなたは必ず救われるでしょう。ぜひやってみてください。

◎

④味覚

「木」酸い、「火」苦い、「土」甘い、「金」辛い、「水」塩辛いでは、今度は「感情」と「味覚」を両面で考えてみましょう。

煮込めば煮込むほど美味しくなるカレーライス。同じように人間も年をとればとるほど、「酸いも甘いも」かみ分けた人生になるのではないでしょうか。酸いのは、智恵が出なくて苦しんだことがあったなあ。甘いのは、自分がお陰さまを忘れていたなあなど、人生を振り返れば次々と思い出すことばかり。

「お爺ちゃんはもう孫に甘いんだから」と言われます。事実、孫に甘いかもしれませんが、人生を長く生きていると、ほめて育てた方が意外にうまくいくと知ってのこと。家庭でのこと、仕事でのこと、悩み苦しみが山ほどあった「苦い（にがい）も辛い（からい）も」という時期を経て年を重ねた今、苦しいという字は苦い（にがい）、いい味が出ている、に変わっているのです。

「苦い（にがい）も辛い（からい）も」の辛い（からい）が辛い（つらい）に変わり、さらに苦しくて辛い経験をすることは、自分が研《みが》かれる機会をいただいた、世間を渡っていくのにこれは必然のものだと思えたならば、この先、素敵な人生を送ることができると思います。

塩辛い、それは感謝の心がなく、心がないと人生を渡っていくのがキツイのです。忙しいという字は心がないと書きます。心がないから忙しいのです。私はあなたに会う時間がないくらい忙しい、というのは、「心がない」と言っているのと同じです。

「考え方が病気をつくる」と言われます。心にたまった思い・感情は、それを変換できる自分でないと乗り越えていけないのではないでしょうか。

●●こぼれ話②●●

蕗《ふき》を食べて、美味しいと思ったら、あなたはもう大人の世界に入っています。子どもはお姉ちゃん、おばちゃんをどこで判断しているのでしょうか？　人によって違うかもしれませんが、自分自身でわかる方法は、親が蕗を食べて「美味しい」と言っていたのがわかるようになったら、あなたは子どもの世界ではなく、大人の世界にいて、毒素がたまりだしているのです。人生を渡るにつれてためてきたものを出すために、体全体がその苦味を喜んでいるのです。だから、苦しい場面に出合って逃げたらまだ子ども、苦しいのを蕗のように食べることができたら、あなたは気づきが多かったから、毒素が出てしまうのです。

●●こぼれ話③●●

テレビでよく聞く、芸人「どぶろっく」の「もしかしてだけど〜」の歌をご存じですか？

これは、考え方を転換するための教科書のような気がします。

曲を思い出して歌ってみてください。

①今日は上司に大声で〜♪　みんなの前で叱られた〜♪
「もしかしてだけど〜」「もしかしてだけど〜」

それってオイラを叱咤激励してるんじゃないの〜♪
②楽しい旅行の帰り道〜♪　バスを降りたらわたしの〜♪
背中にあるべきリュックがない〜♪

「もしかしてだけど〜」「もしかしてだけど〜」

それってリュックは帰りたくなかったんじゃないの〜♪
③今日は私の誕生日〜♪　プレゼントのケーキを切り分けた〜♪
一番小さいのが私のお皿にきた〜♪

「もしかしてだけど〜」「もしかしてだけど〜」

それってこれ以上太らないようにという優しさなんじゃないの〜♪

ここまでお話した「五行」が、東洋医学の「肝腎かなめ」になります。肝臓は親である腎臓に対し、また子である心臓にも密接に関係しています。ですから、「肝腎かなめ」は「肝心かなめ」でもあります。そして、肝臓は人体の大化学工場です。工場で何もかも造るのですから、工場が止まってしまうと、どうにもなりません。また、肝臓は智恵のかたまりなので、怒ってはいけません。怒る人は肝臓を傷めます。また、肝腎(心)は肝要ともいい、「肝っ玉が大きい」「肝胆相照らす」という言葉もあります。強い精神力を胆力といいます。このように、臓器の漢字を使った日本語が持つ意味も、興味深いものがあります。

この肝臓や心臓などは西洋医学でいう臓器とまったく同じというわけではなく、臓器の働き、ととらえてください。ただ入門編なので、ほぼ西洋医学と同じと考えてもらった方がわかりやすいと思います。そこで、最後は自分の体を知るためにも西洋医学の臓器について書いておきます。

＊五臓六腑の六腑目の「三焦《さんしょう》」は解剖上では存在しないものです。ここでは五臓五腑を記載します。

一言　西洋医学での五臓

①肝臓

横隔膜のすぐ下、腹部右上から、一部は左上腹部に至る重さ約1・3kg、血液を多く含む暗赤色で最大の臓器。一つひとつが工場として働く約50万の肝小葉が集まった「大化学工場」といわれ、動かず、音も出さないので「沈黙の臓器」ともいわれている。

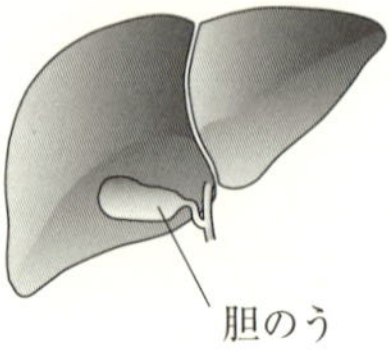

働き：ブドウ糖をたくわえ、必要に応じて分解する。ビタミンを貯蔵する。
毒物、老廃物などを処理して、胆汁をつくる。
アミノ酸からタンパク質を合成する、など。

②心臓

体の中心よりやや左側にあり、大きさは、その人の握りこぶしよりやや小さい。4つの部屋からなり、全体が心筋という筋肉でできている。

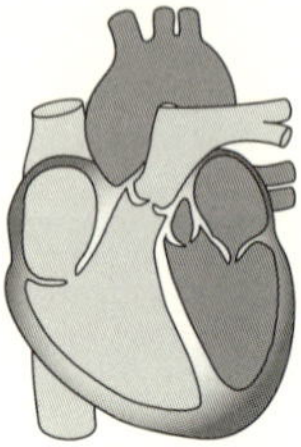

働き：血液を体中に送り出すポンプの働きをしている。
一定のリズムで一分間に5ℓの血液を、一日では10万回の

拍動で約8トンの血液を体中に送っている。

＊体中の血管のすべてを合計すると約9万km、地球を2周と1／4回る長さになる。

③脾臓

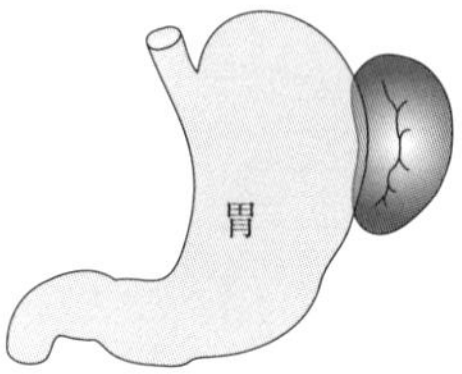

背部左側、胃の端に接する、ぶどう色がかった暗赤色の平たい空豆の形。長さ約10cm、重さ約100g。

働き：古くなった赤血球をこわし、その一部を肝臓へ移す。
細菌などの異物を除去し、抗体をつくって免疫に関与する。

④肺（臓）

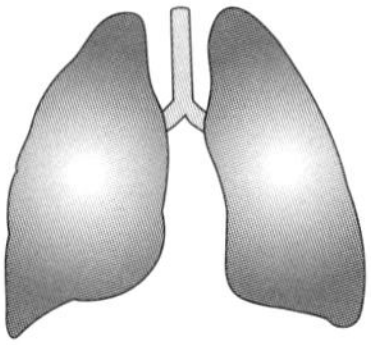

胸郭に広がる大きな臓器で、心臓があるために左肺が右肺よりやや小さい。スポンジのようなつくりをしている。

働き：呼吸により酸素を取り込み、体内でいらなくなった二酸化炭素を吐き出すガス交換をしている。

⑤腎臓

背中の腰の高さに一対あり、右が肝臓に押されて左よりやや下側に位置する。こぶし大よりやや大きく、暗赤色で内側がくびれたソラマメの形。男性で約11㎝、重さ約130g。

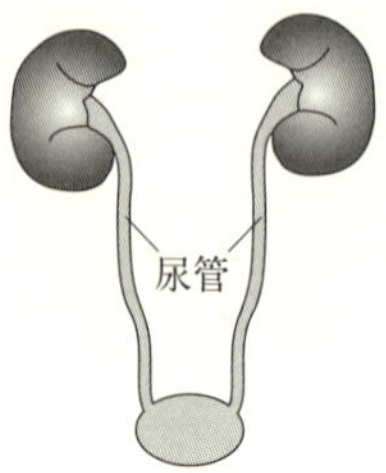

働き：運ばれてきた血液をろ過し、原尿（尿の元）一日約180ℓ、ドラム缶一本分をつくる。原尿から体に必要なものや水分が再び血管に戻されることを繰り返して、最後は一日約1・5ℓの尿となり排泄される（いわば、人体の排水処理場）。血圧を調節する。

一言 西洋医学での五腑

①胆のう

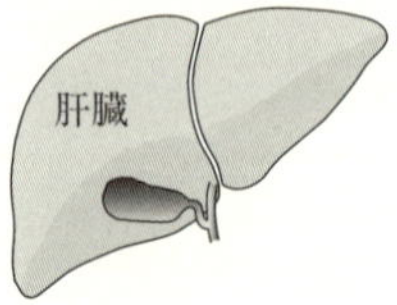

肝臓の下にある小さい袋状のもの。西洋ナシの形。長さ約8㎝、幅2～3㎝。

働き：肝臓でつくられた消化液＝胆汁をたくわえて濃縮し、必要時に十二指腸に送る。

②小腸

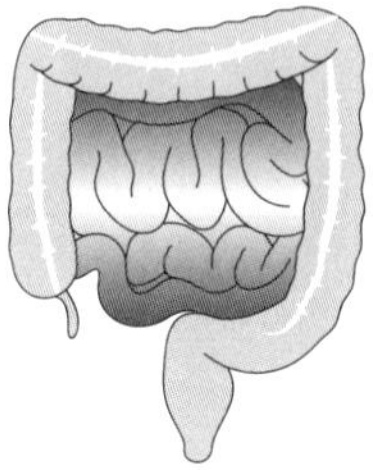

胃の出口から続く十二指腸・空腸・回腸からなる。空腸・回腸と大腸で腹腔内のほとんどを占めている。縮んで折りたたまれた時は約3m。人体から取り出して伸ばすと6～7mある。直径は500円硬貨大。

働き：十二指腸と空腸で消化を、回腸で栄養素の吸収をしている。
＊小腸の内側を平面に広げると、テニスコート一面分ある。

③胃

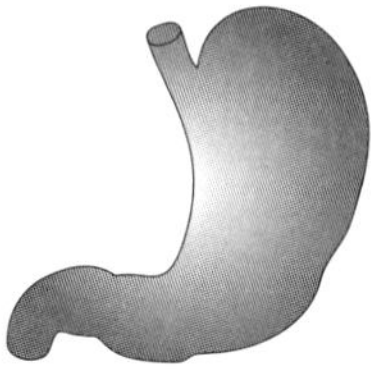

横隔膜の下左側にあり、筋肉の袋状のもの。胃には、約1・3ℓの食べ物が入る。

働き：食物をたくわえ、胃壁から出る胃液で食物の分解や殺菌をし、ドロドロにして十二指腸へ送る。
胃液・消化酵素のペプシンはタンパク質を分解する。
・塩酸(胃酸)は強酸性で、ペプシンの働きを助け、細菌を殺す。
・強酸性の胃液であっても、胃の筋肉は粘液のお陰で分解されずにすんでいる。

④大腸

小腸から続き、盲腸・結腸・直腸からなり、小腸を取り囲んでいる。直径5～8㎝、長さは約1・5m。結腸ヒモにより縦に縮められて、くびれをつくっている。

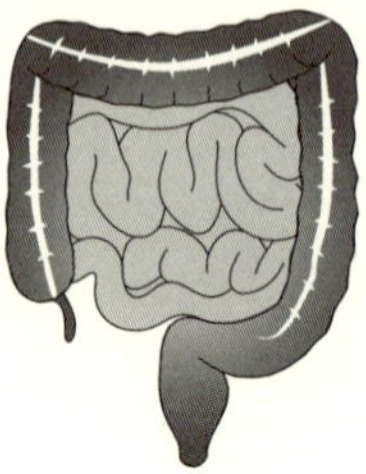

働き：小腸から送られてきたドロドロの内容物が1／4量になるまで水分を吸収してから、残りかすを便として排泄する。

⑤膀胱

尿がたまっていない時は逆三角形の盃の形。筋肉の袋状で容量300～450mℓ。250mℓ以上になると尿意をもよおす。

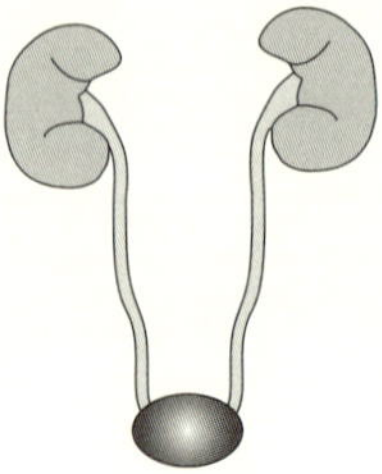

働き：尿をためる。

一言 五臓五腑を簡単に言えば

肝臓　最大の臓器で、栄養をたくわえて、体中に送り出したり、毒物を分解したりする
胆のう　胆汁をため、脂肪の消化を助ける
心臓　血管を通じて、全身に血液を送り出すポンプの働きをしている
小腸　胃で消化された食べ物をさらに消化し、中の栄養を吸収する
脾臓　古くなった赤血球をこわしたり、血液をためておく働きがある
胃　食べ物を胃液という消化液と混ぜて、どろどろにする
肺　酸素を取り入れ、二酸化炭素を吐き出す呼吸の中心となる臓器
大腸　食べ物から主に水分を吸収し、残りのカスは大便としてためておく
腎臓　血液の中の老廃物をろ過してきれいにする
膀胱　腎臓でつくられた尿をためておく袋

（『ジュニア学研の図鑑 人のからだ』より）

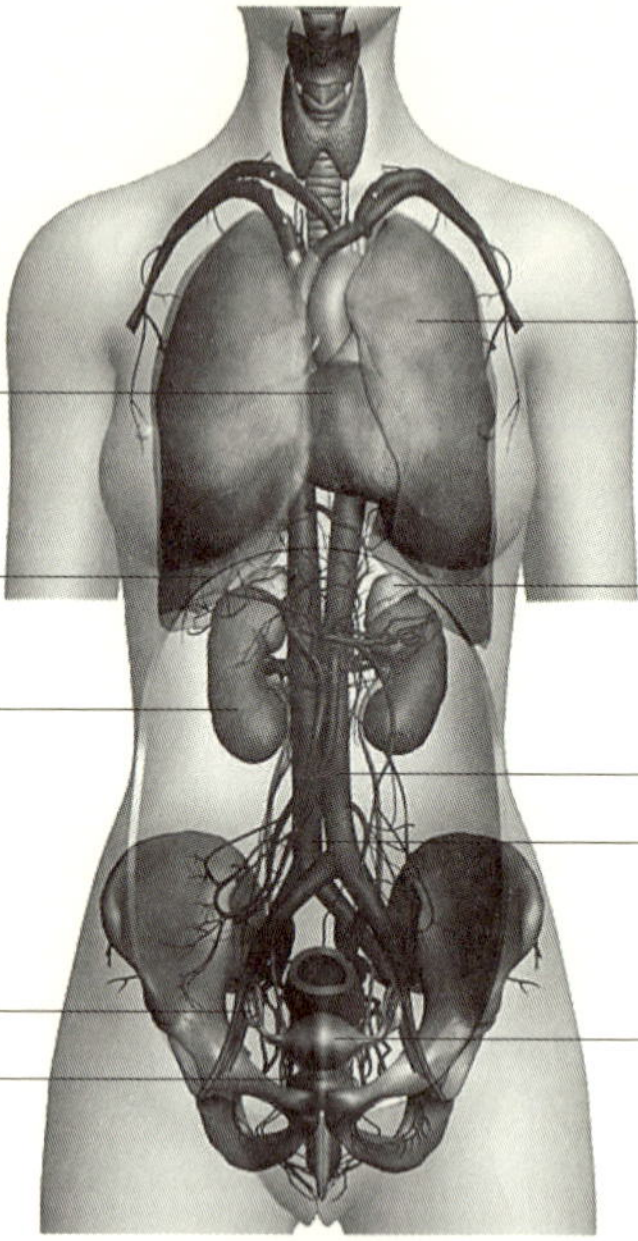
肺
心臓
横隔膜
副腎
腎臓
腹大動脈
下大静脈
卵巣
子宮
膀胱

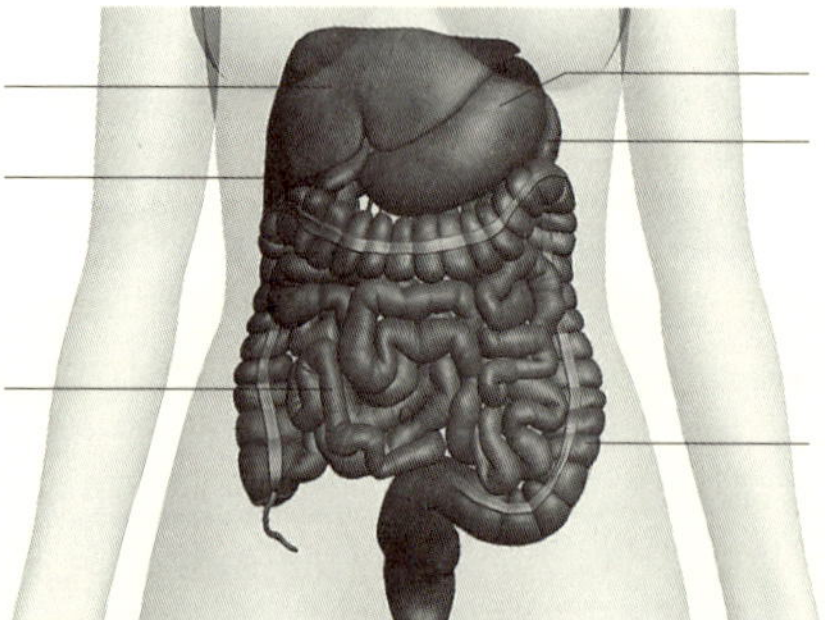
肝臓
胃
脾臓
胆のう
小腸
大腸

3. 気と血と水

新しい考え方で「気と血と水」を説明します。図を見ながら読んでください。

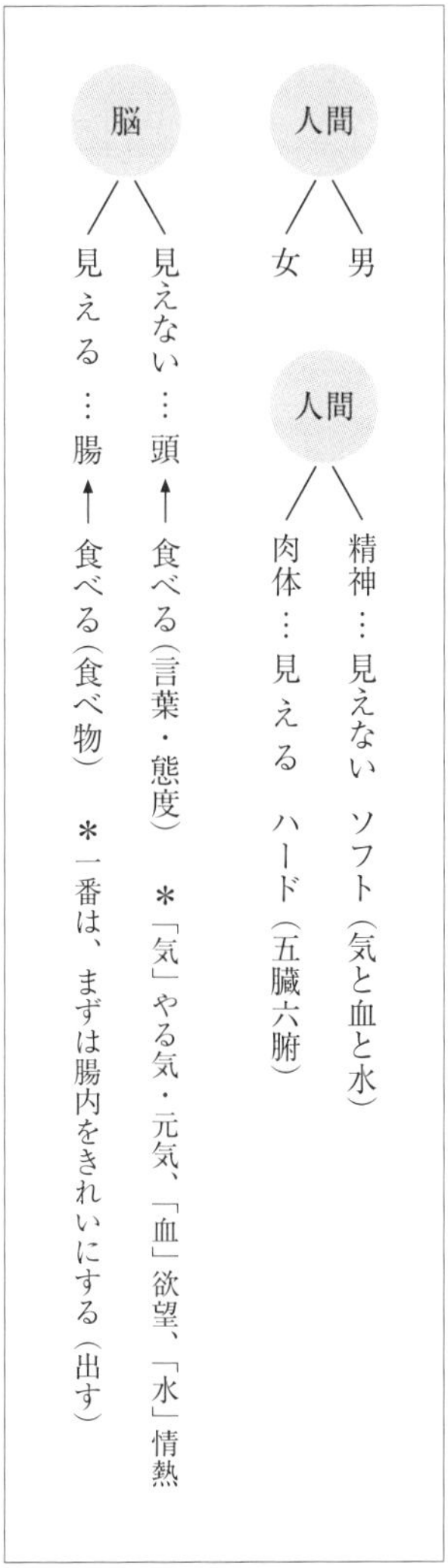

人間は男と女に分かれ、人間は精神と肉体に分かれます。精神は見えないのでソフト、気と血と水になります。見える肉体はハードです。五臓六腑の世界です。

脳は見えない頭と見える腸の2つに分かれます。「見える腸って何?」と思われるかもしれませんが、腸は中にハードの内容物が入るので、「見える」と考えます。最近、腸は「第2の脳」と言われています。食べ物を食べるのが腸、第2の脳です。頭が食べるもの、それは「言葉と態度」です。これが「気と血と水」になります。

「気」は聞いた相手がやる気・元気が出るような言葉・態度をプレゼントします。

「血」は湧き躍る。つまりそれは興奮状態であり、相手の欲望を引き出すような言葉・態度を与えるのです。

「水」は温度によって変化する熱です。情熱です。夢です。水は目的に向かって進みます。その時に情熱があれば、どんな困難があっても頑張ることができるのです。

言葉によってやる気をなくしたり、態度で無視されたら気が滅入ります。誰でも必要な存在として認められたいのです。血が躍る、血が凍るという状態を導くのはソフトですが、血の流れが悪い、血の循環が悪いというのはハードです。怒ると血液が酸性になったり、筋肉や体が緊張したりします。怒りが体に与える影響は計り知れません。人に言葉・態度をプレゼントしにくい人は、小動物に愛をプレゼントするのも一つの方法です。

相手に対してするばかりではなく、自分自身にも「気と血と水」をしなくてはなりません。その方法の一つが、鏡*を使う方法です。鏡を見て自分を誉めるのです。誰もいないところなら遠慮なくできます。自分を誉めちぎってください。そして、笑顔で話しかけるのです。鏡の中の「もう一人の自分」に。大声で笑うと細胞が活性化して元気になります。自分が置かれた状況がどんな場合であっても、まずは、「形から入る」ということになります。納得できなくても続けて、それが習慣になると変化していきます。すると、現状も変化していくはずです。

＊鏡を使う方法
鏡を見て右手を上げてください。鏡の中の人は左手を上げているのがわかりますね。実はその人は、自分の中にいる「もう一人の自分」です。その人は今までずっと一緒に歩いてきてくれたのです。これからもずっと一緒に。鏡を見て自分を誉めまくってくださいね。今まで一緒にいてくれたことに感謝しながら。

考え方は頭に、食べ物は腸に入ります。腸にとって一番大切なのは、中のものを「出す」、腸内をきれいにすることです。

大きな意味で腸はごまかせないのですが、農薬・重金属のようなものは徐々に体に入っていくので腸はごまかされてしまいます。また、強烈なものが入ってきたら、最初は下痢をしても、だんだん慣れてくると腸はまたごまかされるのです。そのためにも、時にはデトックスをして、きれいになった腸に良いとされている食べ物を入れることが大切です。

「血」を造る腸をきれいにして元気の出る言葉を話し、食べ物と「気」を合体することで、脳に栄養分を与えます。病気の人に昔話をして、血が躍ったことや、当時の欲望を思い出してもらいます。そうした情熱を持つことができたら、また頑張ろう！と思ってもらえるかもしれません。これが、「脳」に対する食べ物です。

●ちょっと一休み●

安保徹氏と無能唱元氏の共著『免疫学問答』（河出書房新社刊）の中で、無能氏が話しておられる文章を紹介します。

〝You are what you eat.〟「あなたは、あなたが食べてきたそのもののことだ」

〝You are what you think.〟「あなたとは、あなたが考えてきたそのもののことだ」

一言 根（基礎）は陽・奇数

人間は基礎が大切です。基礎ができているということは、植物ならば根が張っている状態です。土の下から地上に芽が出てきた時に根が太くしっかりしていれば、雨や風にさらされても耐えることができ、何かあっても必ず次に新しい芽が出てきます。けれども、根が細くてヒョロヒョロしていると、折れたらそれで終わりです。根＝土の下は陰陽の陽で、数字では1・3・5・7・9という奇数なのです。

1：一つは2つに分かれ、2つは一つになります。（たとえば、人間は男と女に、精神

と肉体に分かれます。男と女が出会えば、子どもができたり、精神面では、愛が生まれたり憎しみが生まれたりします）

3：すべてのものが掛け算です。掛け算なので、一つが欠けてもゼロになります。（真行草でたとえると、真は社長、行は上司、草は友人に対する挨拶の仕方になります。ただ挨拶すればいいというものではなく、3つとも知っておく必要があります。報連相も同様で、報告、連絡、相談のすべてができて初めて物事は成就します）

5：それぞれ独立していながら関連しています。（五臓の肝・心・脾・肺・腎はそれぞれ独立していますが、全部が密接に関連しています）

7：習慣です。七福神で自分を高めるための習慣づくり。（恵比寿：商い、布袋：利他の喜び、大黒天：笑い、福禄寿：健康、寿老人：人生の計画、毘沙門天：役目役割、弁財天：十八番《おはこ》）

9：1～7のケースバイケースによって、1～7がダブルになったり、トリプルになったりすると考えられます。

◎

ところで、諸外国にはなく、日本人に欠かせないのが入浴です。日本の夏は湿気が多くベタベタして、お風呂に入らずにはおられません。入浴することで血管の中を活性化し、体の中の水を活性化し、皮膚から汗などの老廃物を出してくれます。お風呂に入った時、ほとんどの人が言われるのではないでしょうか。「はぁ〜」と。すなわち、自律神経の交感神経が副交感神経に変わる瞬間、オンからオフになる瞬間、人間の張りつめていたものがお風呂に入ることによって、だらーっとゆるみます。これがまた何とも言えません。入浴で皮膚呼吸をして体を開放するのは、日本人が長生きしている理由の一つかもしれません。

疲れてしまい、「もうこのまま寝たいなぁ」と思う時、寝てもいいのですが、さっと入浴すると疲れがとれて熟睡できます。もし、お風呂に入らずに寝る時は、アルコールをなめる程度に飲めば、意外に熟睡できるのです。昔から「酒は百薬の長」と言われているのは、なめる程度、酔ってしまったら負けになります。

日本の文化の中に入浴があるのは、私たちは知らないうちに「健康」という形の「気と血と水」の流れを促しているのです。昔から日本人はお風呂を楽しむために、季節によって菖蒲湯や柚子湯などで、旬をもらうことを楽しんでいます。そこで、旬についてもっと勉強すれば、毎日がさらに楽しくなるのではないでしょうか。

自律神経の交感神経と副交感神経のバランスが保たれると、元気、勇気、やる気が出てきます。それにはお風呂に入って「はぁ〜、極楽極楽」と心身を開放して、時間がきたら寝ることではないでしょうか。

●ちょっと一休み●

「治療の時代はとっくに終わって、いま養生の時代がはじまっている」として、「養生法は、『気休め、骨休め、箸休め』の三つ」。気休め（いまの人は気が疲れている）、骨休め（骨を休める、横になっている時間を長くする）、箸休め（日本人は食べ過ぎ）と五木氏は言われています。

『健康問答』五木寛之・帯津良一著／平凡社刊より

感動したり、驚いたり、怒ったりした時に「血が踊る、血が騒ぐ」と言いますが、恐怖で「血が凍る」という表現もあります。恐れが反応すると物質化して病気をつくったりします。血と水をきれいにして、楽しく面白いことを考えて、それがまるで実現したかのように振る舞うことができれば、きっと病は改善されることでしょう。

4. 一年、一ヵ月、一日の流れ

① 一年

土用はご存じでしょうか。「土用の丑の日は鰻を食べる日」と思っておられる方も多いのではないでしょうか。

暦の上では秋の始まりの立秋8月8日頃の前、約18日間が夏の土用になります。立春、立夏、立冬の前にも約18日間の土用があります。次の季節へ向けて心が芽吹いてくる時期ですが、季節の変わり目で体調を壊しやすい時でもあります。「木」「火」「金」「水」春夏秋冬がそれぞれ一年に一回のところを、五行の中心である「土」、土用は年に4回やってきます。これは消化吸収の働きをする五臓六腑の脾臓・胃が4回やってくるということで、口から入れるものを考える、見直す、休ませる時期なのかもしれません。

●一年の流れ

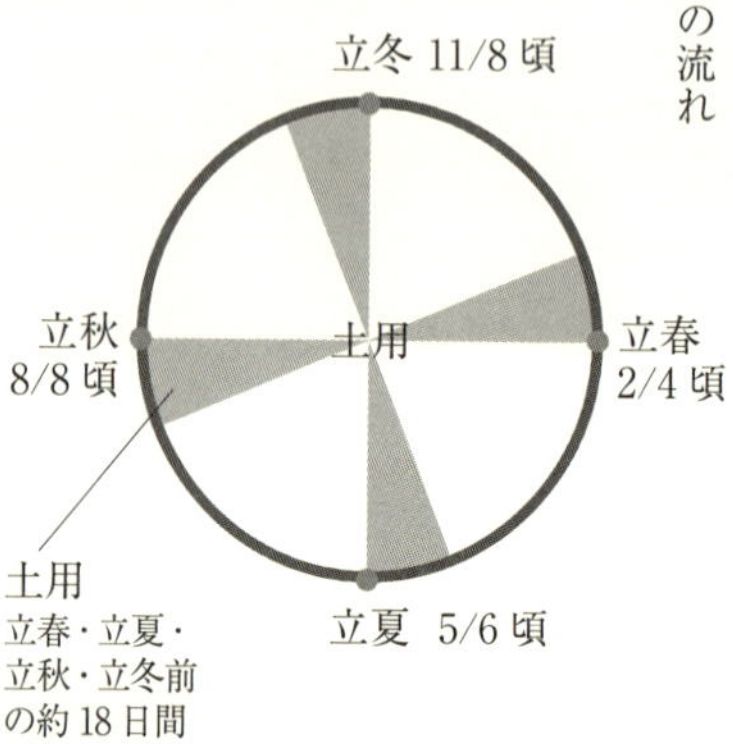

春夏秋冬の四季がある日本は年中行事がたくさんあります。一月一日、三月三日、五月五日、七月七日、九月九日の重陽の節句は、その時の食べ物、景色、それを祝う人々の表情まで浮かんできます。「おはようございます。暖かくなってきましたね」「こんにちは。よく降りますね」というように、挨拶に付け足す時候の言葉、日本の四季の豊かさ、親から子へと伝えられてきた日本人のしきたりと食、伝統ある単一民族国家の深みとでも言えるのでしょうか。

ところが最近は、季節の変化を感じることが少なくなりました。一番の原因は何といっても冷暖房です。よく効いている、効き過ぎているところが多く、電車やバスの冷房では震えてしまい、夏でも膝掛けなどが必要な時があります。季節の変化に伴い、暑い時には汗をかき、寒い時には寒いなりに衣服で調節したりして、体を季節に合わせるようにしたいものです。食事も同様で、夏に冷たいものを食べ過ぎたり飲み過ぎたりしていると、春に花粉症が悪化しやすいと言われています。

入浴で旬を楽しむこともありますが、旬と言えば、食べ物が一番に思い浮かぶと思います。食べ物は旬の地産池消のものを選んで食べたいものです。

人間にも旬があります。一般的にハード的な旬は20歳とか25歳などと言われていますが、自分次第で旬は何度でもやってきます。いいえ、一生旬なのかもしれません。死ぬまでが青春で、もうこのぐらいでいいと思ったら、おじいさん、おばあさんになるのです。

食べ物でも同じです。季節の最初に食べるものは「早取り」、季節の終わりの頃のものは「名残り」といいます。食べることで体を守り、体は活性化します。旬の食べ物で、「もうこの季節になったんだ」「もうこの季節も終わりだね」と楽しめるのは嬉しいことです。

嵐になれば嵐を楽しむ、風が吹けば風を楽しむ。雨が降れば「嫌だなぁ」と思いますが、雨が降らなければ木は枯れてしまいます。その時、その時を楽めたらと思います。

一言 先祖に感謝する春分と秋分

春分（の日）　3／21頃　昼と夜の長さがほぼ同じ
夏至　6／22頃　昼が最も長い
秋分（の日）　9／23頃　昼と夜の長さがほぼ同じ
冬至　12／22頃　夜が最も長い

春分と秋分は昼と夜の長さがほぼ同じ、太陽が真東から上って真西に沈む時です。真西、それは西方極楽浄土、悟りの世界（彼岸）に太陽が沈む時であり、東にあるとされる此岸《しがん》、今いる悩み・苦しみ・煩悩の世界と通じやすくなる時と言われています。昼と夜の長さが同じということは横並び、極論を言えば段差がないので、あちらの世界からこちらへ来やすくなり、その時にお墓参りをしてご先祖様を忘れないように、あなたがいたから今の自分がいるという先祖に感謝する日でもあります。春分の日は「自然をたたえ、生物をいつくしむ日」、秋分の日は「祖先をうやまい、なくなった人々をしのぶ日」として国民の祝日に定められています。

◎

②一ヵ月

太陰太陽暦＝旧暦では、新月が1日、満月は15日前後になり、当時の人は月を見て日付を知り、農業、漁業、気象などに役立ててきました。

月のリズムで一ヵ月の流れは決まってきます。満月から新月の14日間はデトックスで「出す」時期、新月から満月の14日間は「吸収」の時期で、満月にそのピークを迎えます。月が地球を一周するのに約27・3日かかり、満月から元の満月に戻るのに約29・5日かかります。これは女性の生理のリズムである28日とほぼ合い、月を味方につけて体調管理をすることができます。

満潮・干潮には月の引力が、大潮・小潮には太陽と月の引力が関係しています。私たちの体の60％が水分なので、人間と月の引力もおおいに関係があるのでは、と考えられています。

新月から満月の間は吸収する時期です。ダイエットがしたい時、自分の性格から考えて、「一週間なら続けられる」という人は、「一週間だけではなく、なんとか14日、2週間頑張ろう」と決めて、新月からダイエットを開始すると、満月からデトックスの時期に入るので、ますます体重が落ちやすくなります。また、「三日坊主だけど今度は頑張ろう」という人、リバウンドの強い人も新月から始めた方がいいでしょう。今度デートしたい、水着を着たいので2週間以内に、という目標がある時は、満月から開始すれば体重を落としやすくなります。

●一ヵ月の流れ

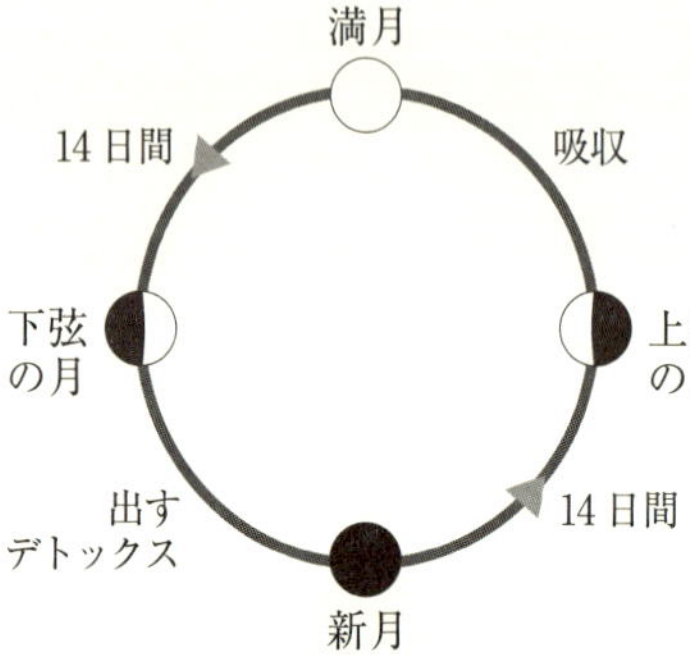

③一日

東洋医学には「内蔵時計」があり、一日24時間を2時間ごとに区切り、六臓六腑の時間が決められています。六臓目の「心包（しんぽう）」は大切な心臓を包む膜で架空のものです。六腑目の三焦は上から上焦＝呼吸器系、中焦＝消化器系、下焦＝泌尿器系のリンパ管を指し、水液の通路となっている、と言われています。

●一日の流れ　「内臓時計」六臓六腑の時間

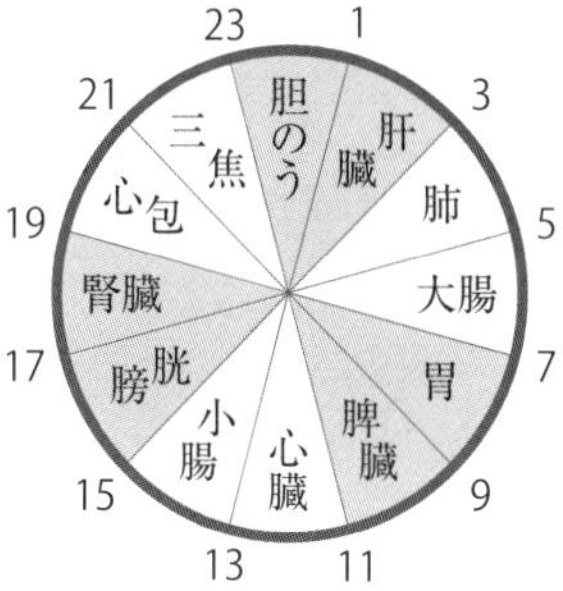

一日の終わりの午前1時から3時が肝臓の時間です。一日中働いてきた大工場である肝臓は、この時間帯になってやっと休みながら分解・解毒など、その日の総仕上げの仕事をします。そのために、人間はこの時間に必ず寝ている必要があります。

そして朝、最近では聞くことができなくなりましたが、一番鶏が「コケコッコー」と鳴く時間が午前3時、一日の始まりです。3時からが肺の時間で、肺が活躍しはじめます。5~7時は大腸の時間。排便があるのが理想的です。7時から11時は胃と脾臓の消化器の時間です。この時間に子どもが「学校へ行きたくない、お腹の調子が悪い」などと言い出したりします。

●●こぼれ話●●

朝起きることができない子どもは、夜遅くまで起きているか、夜中12時過ぎくらいに夜食を食べていたかもしれません。というのは、胃は「土」で、「土」をいじめるのは「木」で肝臓です。肝臓は体の工場として働かないといけないのに、胃に食べ物が入っていると、寝ることができません。23時ごろに「夜食よ」と言って食べさせたら、眠くなって寝ても、肝臓はこれから仕事だといって働くので、朝起きられなくなるのです。夜食は胃にも肝臓にも優しくありません。

お年寄りは早起きの方が多いのですが、腎臓系統が弱くなっているので、夜7時くらいになると眠くなり寝てしまい、そのために早起きをしてしまうのです。

お年寄り、体の弱い人は昼寝を30分~1時間すると、すべての臓器が生き返ります。赤ちゃんが立つことを覚え、歩くことを覚えていくのと同じように、これからまた動き出すために昼寝をすると活性化し、より元気な体を保つことができるようになります。ただし、疲れ切っている場合は別ですが、日中は体を起こしておく必要があります。体内時計が狂わないようにするために、昼寝はソファでするようにしましょう。

実践編

「健康」というマスターキーを手に入れる

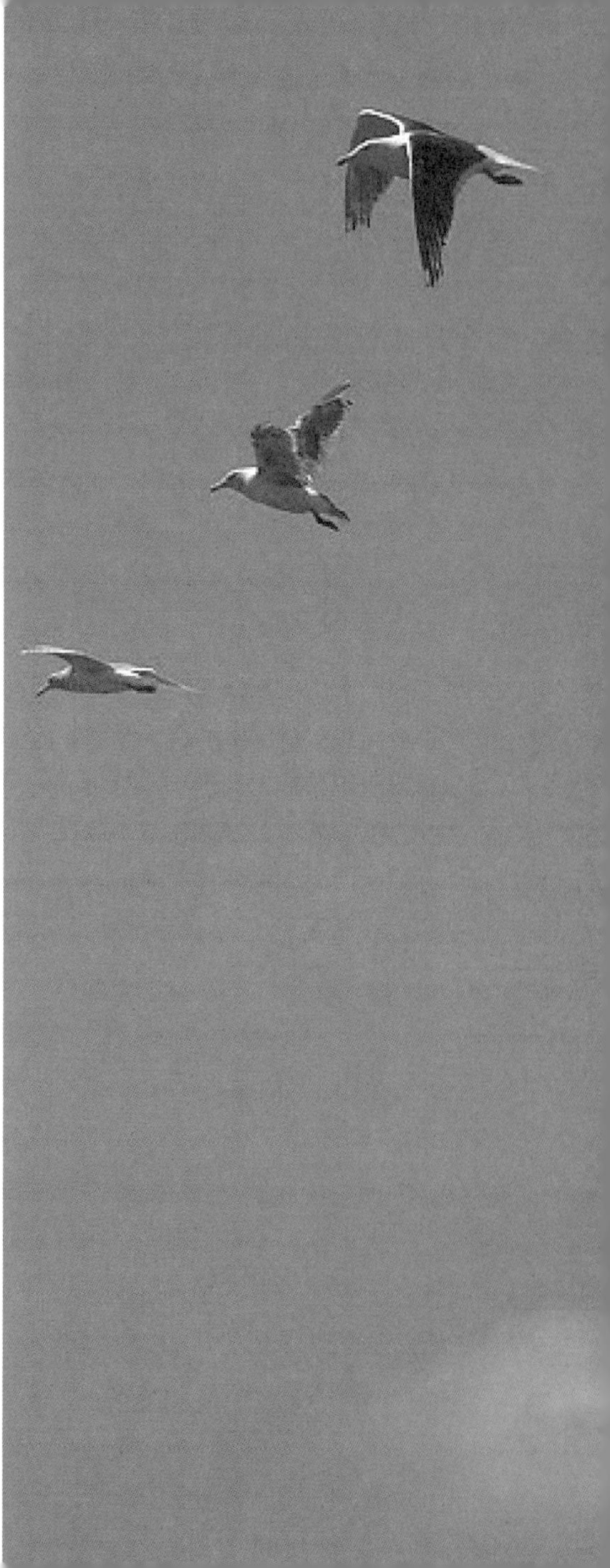

今までは東洋医学をベースに「健康」について見てきました。ここからは具体的症状から「健康」を考えていきます。

健康に一番大切なこと、それはためずに「出す」ことと、体を冷やさないことです。「便秘」と「冷え」は万病の元と言われています。体は「気と血と水」が循環しています。便や尿が出にくいこと、そして「冷え」も、気の巡りが悪くなっているからであり、それは、「気と血と水」の循環が滞っていることになります。五行それぞれが巡り回っているように、体も心も動くことが大切です。ただ便秘は大きな病気とかかわっていることがあります。便の状態を見て、これはあまりにも異常、たとえば、急に便が出なくなって鮮紅色の出血もするようになったとか、便秘とともに頭痛・吐き気がするなどの場合は注意が必要です。

1. 便秘

あなたの周りの人、いえ、もしかしたらあなた自身が便秘で悩んでおられるかもしれません。実は私も、という人も多いはずです。下剤を飲んでもなかなか効果が出ず、次々と強い薬に換えていることもあるのではないでしょうか。

3日出なくても便秘ではないという人もいれば、毎朝出ないと便秘になったという人もいます。人それぞれ、不快感がなければそれでいいような気もしますが、実は、便がたまっていることは健康にとって大きな問題なのです。また、コロコロ便でもシャーと出る便でも、それは便秘と同じ腸の状態です。

理想的な便は、バナナ状の形、黄色～やや黒っぽい黄色、水に浮く、臭いがほとんどしない、硬すぎず軟らかすぎず、毎日出ること、とされています。

NHKでも紹介された腸内フローラ（お花畑）とは、大腸には約100兆個1000種類もの腸内細菌、善玉菌、悪玉菌、日和見菌《ひよりみ》（ほぼ2：1：7の割合）が棲んでおり、腸内のこれらの菌が健康に大きくかかわっている、というものです。便がたまると悪玉菌が増えてしまい、いろいろな弊害が出てきます。腸内温度は36～37℃あり、便秘をしていると、残ったものが腸内で腐りやすくなります。特に動物の体温は40℃前後あり、腸内温度を超えているので、肉類を食べたら速やかに便として排泄しなければなりません。腸内に老廃物がたまると、血液が汚れ、血流が悪くなり、コレステロールがたまるなど、心臓病、脳の病気、ガンなどの生活習慣病の原因ともなります。（ガンの宣告を受けた場合は、極陰である白砂糖と極陽の肉・魚の摂取をやめないといけません）

できるだけ悪玉菌を減らし、善玉菌を増やしたいものです。病院で処方される薬の抗生物質は善玉菌も殺してしまうので便秘の原因になります。

第2の脳（基礎編の85頁「気と血と水」参照）である腸内を整えると、脳にも好影響が及ぶのは当然のことです。五臓の肺に対する腑は大腸です。便通を良くすることは、肺に負担をかけないことにもつながります。

便秘になった原因を考えてみてください。いつ頃から便秘なのか？　便を我慢していた、ということはないのか？　公衆トイレでは嫌だ、家でしか行きたくないと考えずに、便意をもよおしたら、どこにいても我慢しないでトイレに行かないといけません。便秘の原因で最も多いのがこの習慣性便秘とされています。

もう便意がわからなくなった、下剤を飲まないとどうしようもない、と考えておられる方も多いと思います。そういう方も、これが便秘に良いと聞いたことを、まずは、いろいろ試してほしいのです。症状をおさえる薬はいずれその薬に体が慣れてしまい、もっともっと強い薬を、ということになります。そのように強い下剤に頼った便は、腹痛とともにシャーッと水のような便になることが多いのです。

最近あまり体を動かさなくなったので腸の働きが悪くなり便秘になった、と考えておられませんか？　年をとったから便秘になるのは仕方がない、と諦めていませんか？　そういう方でも、テレビを見ながら手のツボを押したり、お腹をもんだり、マッサージをする。そして、食べ物が原因かも？　と考えてみてください。家にばかりいるのではなく、まず歩いてほしいのです。ストレスも便秘の原因になります。鳥の鳴き声を聞いたり、花を見たりして四季の変化を楽しみながら歩くと気分転換にもなります。

■食べ物

私がある施設で10日間の研修を受けた時、一日2食、しかも食べる量があまりにも少なかったので、研修期間中に3kg痩せたことがあります。お腹の不快感はなかったのですが、便が少ししか出なかったのは、食べる量が少なく、便になる材料が少ししかなかったからでした。少食の方なら、便が少なくても、それは便秘ではないかもしれません。

水分をたくさん飲むのが良い、という人と、飲み過ぎは体に悪い、という人がおられますが、ある程度水分をとらないと便が固くなって出にくくなるのも事実です。人間の体は一日に1・5~2ℓの水分を必要としています。自動販売機で常温の水を売り出したら飛ぶように売れたそうですが、冷たい水ではなく、最近は白湯が体に良いと言われています。

五臓の「土」にあたる口でしっかり噛んで食べることは、子にあたる「金」の大腸を助けることになります。食べるものを選ぶだけではなく、唾液をたっぷり出してよく噛むことは、胃と腸の働きを助けることになります。病気の方はひと口で100回以上噛んでください。唾液には消化・抗菌などの作用がある酵素が含まれており、体の働きを助け守ってくれています。

便通に良い食物繊維が豊富な食べ物は、野菜、果物（ただし、果物の食べ過ぎは体を冷やします）、イモ類、穀物・雑穀などです。肉類は人間の体温より動物の体温が高いため、腸内で血液が固まりやすいので控えめに、もしくは、便秘で悩んでいる人はしばらくやめた方がいいでしょう。植物性の寒天やコンニャク、昆布・わかめ類も食物繊維が豊富です。ただ、昆布・わかめなどはとり過ぎに注意してください。

ヨーグルトも便通に効果があるとされています。動物性ヨーグルトの苦手な人は、ケフィア菌と豆乳で植物性ヨーグルトをつくることができます。私自身、毎日食べ続けている寒天とケフィア豆乳ヨーグルトを数日間食べなかったら、便通がうまくいかなかったという経験を何度もしています。

そして、腸に何よりも良いのは味噌・醤油・漬物・納豆で代表される発酵食品です。それも、できれば三年味噌、自然塩でつくった醤油・漬物を食べたいものです。発酵食品を多く使う和食は、調理にさまざまな種類の食材を使うことにもなります。肉類・乳製品の摂取が増えて西洋化した料理から、ユネスコ無形文化遺産に登録された和食への回帰が便通にも優しいようです。（欧米人の腸と比べると、日本人の腸は長いと言われています）

■運動

腸を動かすためには何よりも歩くことです。車に乗るのを減らして、意識して毎日歩きましょう。そして、できる限り階段を使うようにしましょう。これは排便のためだけではなく、健康の基本になります。

《排便につながるとされているツボ刺激の箇所》

ツボを刺激する時は、ゆっくりリラックスして気持ちがいい程度にしてください。強く刺激しすぎて痛い場合、気分が悪くなった場合は、すぐに中止してください。

ツボ中のツボ？（便秘点）というツボがあります。効果抜群ということですね。

＊手　（合谷《ごうこく》）

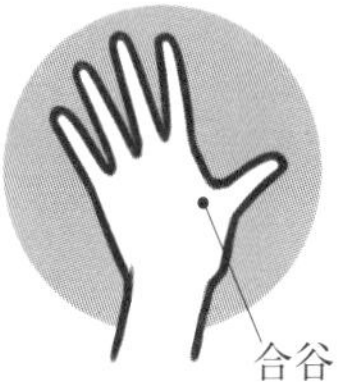

親指と人差し指の間、奥の甲側をもみます。

（神門《しんもん》）

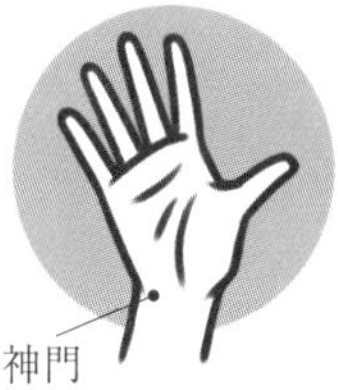

手のひら小指側の下の端と手首のしわとの間のくぼみを押します。

＊足　（足三里《さんり》）

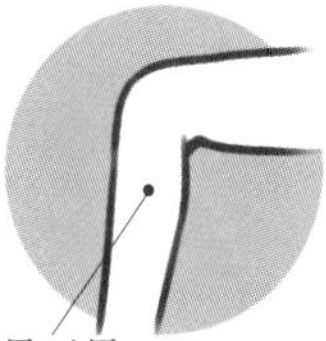

膝の皿から指4本下がった外側、骨の端あたりをこすります。

（三陰交《さんいんこう》）

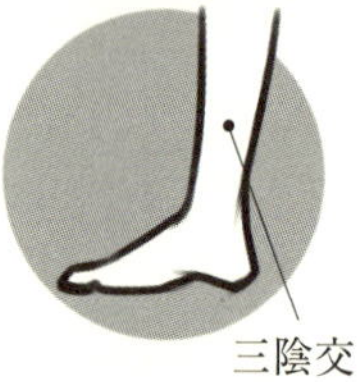

内くるぶしから指4本上の骨の後ろ側のくぼみを左右にもみます。冷え・むくみにも効果があります。

＊お腹

（天枢《てんすう》）

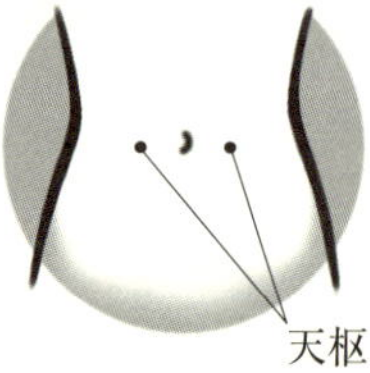

おへそから指2～3本外側両側にあり、中指3本で軽くへこむ程度の強さで押します。

（大巨《だいこ》）

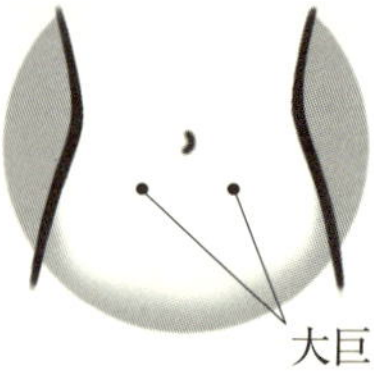

天枢から指2～3本下がったところを同時に、または片方ずつ押します。

＊背中（便秘点）

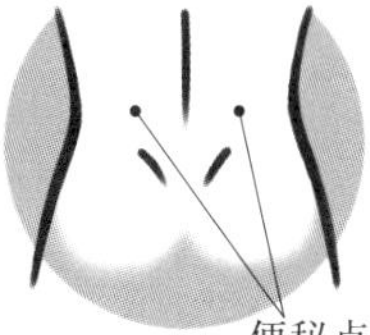

肋骨一番下から指2本下、背骨から指4本外側の両側にあります。ウエストのくびれに手を置いて、親指をツボに当てて腰を左右にひねると、押しやすくなります。腰痛にも効果があります。

（大腸愈《だいちょうゆ》）

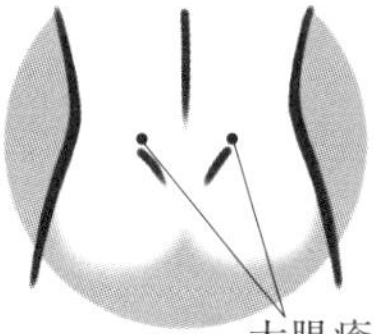

腰骨の高さ、背骨から指2本外側の両側にあります。両膝を立て仰向けに寝て、握りこぶしの尖ったところを当てて膝を左右に振ると効果的です。便秘・下痢、腰痛、座骨神経痛にも良いとされています。

＊耳（便秘点）

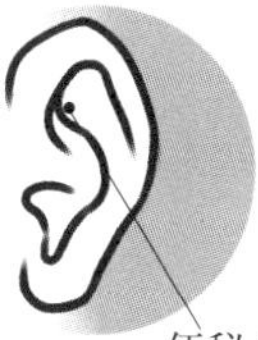

耳の上から一つ目のくぼみの前側、付け根にあります。マッサージをしてみてください。

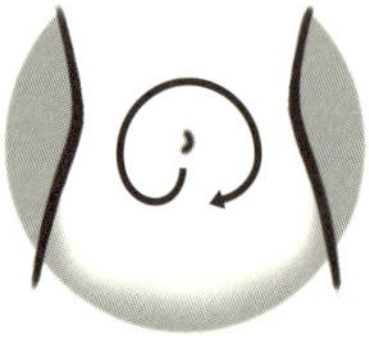

お腹を「の」の字でマッサージ

＊体操

うつぶせに寝て膝を曲げ、両足で交互にお尻をたたきます。

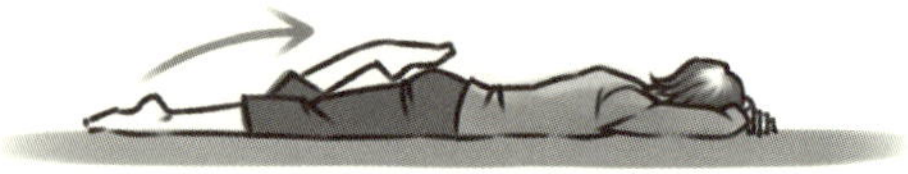

仰向けに寝て、揃えた両足を30cmほど上げて、しばらく、そのままの姿勢を保ちます。（腹筋をつける体操）

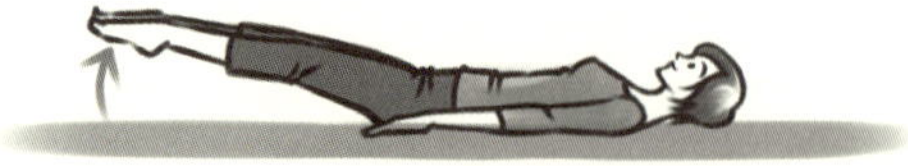

仰向けに寝て、両足を揃えて膝を曲げ、両手で頭を支えながら、上半身をゆっくり起こして、しばらくそのままの姿勢を保ちます。（腹筋をつける体操）

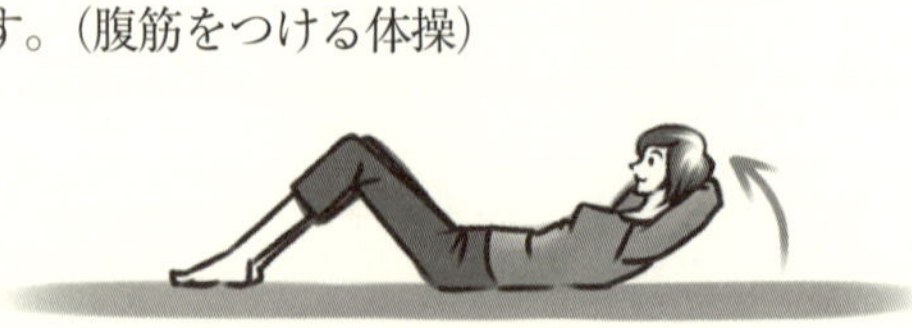

●●こぼれ話●●

女性は基本的に便秘になりやすいと言われています。女性は男性に比べて皮下脂肪を多くためこんでいます。モノをためこむのも女性です。ためて出さない女性はケチです。便秘の人は出し惜しみをしているのでケチなのです。男性の場合は、70歳を超えると便秘になりやすいそうです。なぜなら、老後のことを考えると不安になって、出すのが嫌になるからです。要するに、「便秘の人はケチ」というこの話、信じますか?

2. 冷え

「冷え」がいかに体に悪いか、ということが最近よく言われるようになりました。体を冷やすこととともに、低体温も問題視されています。健康な人の体温は36・5~37度とされていますが、平熱が35度台の人も多く、それ以下という方もおられます。昔と比べて全体的に日本人の体温が下がっているのは、体が冷えていること、動かなくなったこと、ストレス過多、食べ過ぎ等が原因です。体温が1℃下がると免疫力が30%下がり、一方、体温が1℃上がると、免疫力は5~6倍になるといわれています。

冷え対策の「靴下重ねばき」の健康法で知られる進藤義晴先生は、著書『これが本当の「冷えとり」の手引書』で、「〝冷え〟と〝冷え性〟は違う」と言っておられます。〝冷え〟は体の上下の温度差（上半身は足元より約6℃高い）による性別とはまったく関係がないもので、〝冷え性〟は手足や下腹部などに冷えが自覚される症状で、女性に多いとされています。

私自身、手足の冷たさ、場合によっては痛さすら自覚していても、冷え対策はできていませんでした。夏はクーラーが苦手でまったくといっていいほどクーラーをつけずに生活していました。バス・電車では寒さに震えることが多いので、ひざ掛けを使っていたのに、足の裏に汗をかくという理由で、夏場は素足にサンダルで電車に乗っていたのが一番の失敗でした。

陰陽で上半身は陽、下半身は陰になりますが、動静で見れば、足は動で陽になります。陰である下肢も運動をしてよく動かせば陽になるといえます。

冬の寒いところでも、夏のクーラーがよくきいているところでも、薄着で常に体がほてっていたり、手足が温かいという方がおられます。熱が体の表面＝陽の部分に出ると、手足のほてりが出ます。顔がほてる、足がほてるという方も、もしかしたら体の内部＝陰の内臓は冷えているのかもしれません。

心臓から遠くなればなるほど血液の流れが悪くなるため、足先・指先が冷えます。体温を上げて血流を良くすると、四肢末端まで血液が順調に流れるので手足の冷えが改善されます。そのためにも自分の平熱を知り、体温を上げることを意識した生活をすることが重要です。

体温を上げるためには、まずは、血流を悪くしている歪んだ姿勢を運動で正し、筋肉を育て鍛えることです。

■運動

《真向法体操》

真向法体操は、座って行う4つのシンプルな体操です。簡単に記載しますので、詳しい体操法は真向法協会のサイト等でご確認ください。

①両足の裏を合わせて座り、そのままおへそを付けるように上半身を前に折り曲げます。

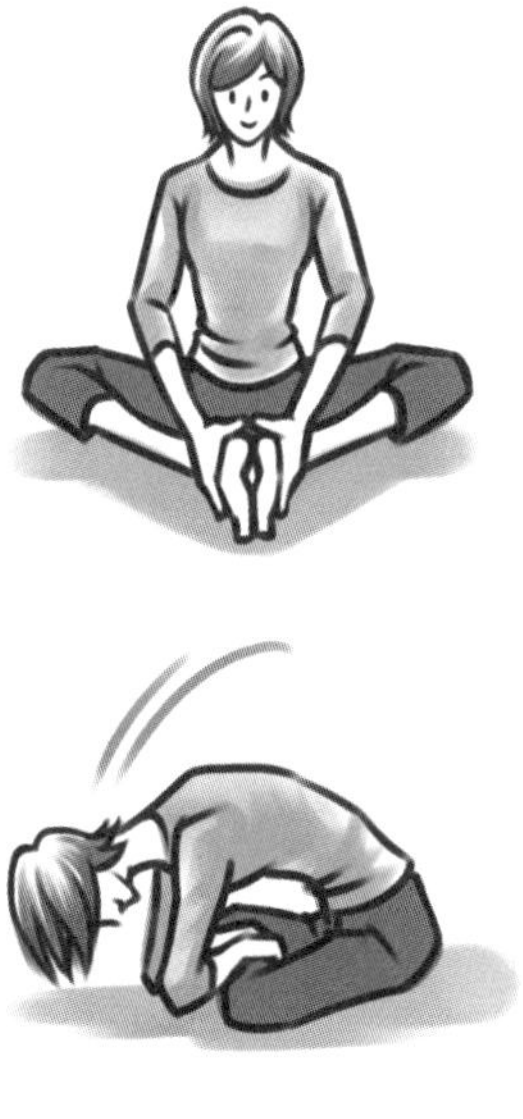

②両足を揃えて真っ直ぐに伸ばして座り、おへそを付けるように前屈します。

③両足を開脚して座り、同じくおへそを付けるように前屈します。

④正座した両足を外側へずらし、上体を後ろに倒します。
この時、最初は両膝が上がっても構わないので無理をしないでください。

③

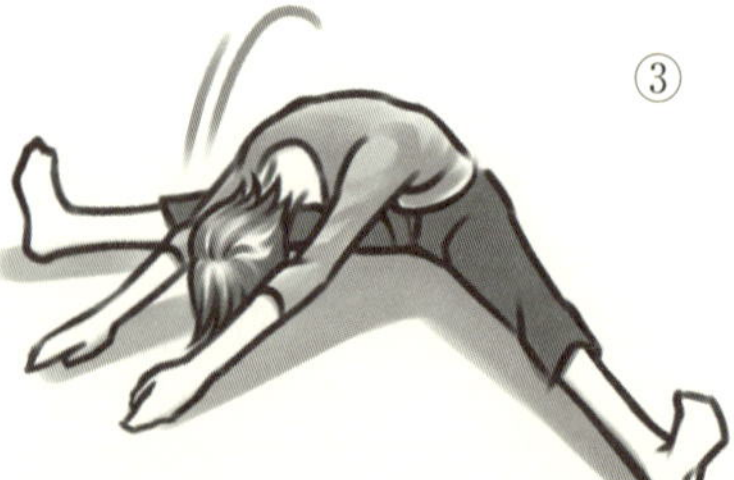

②

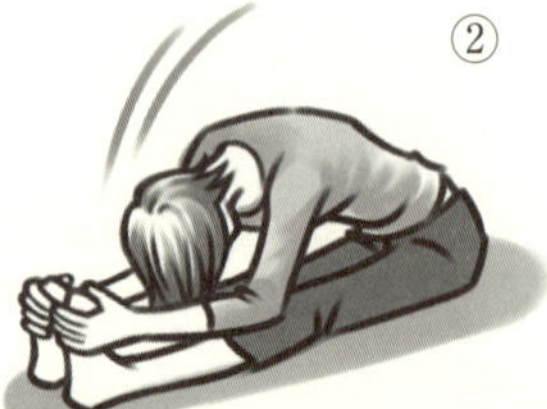

④

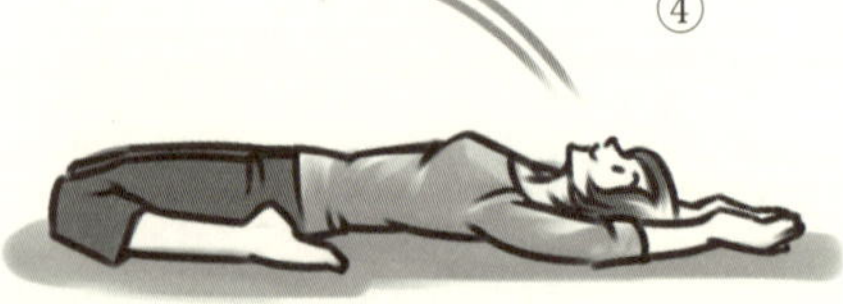

《手・指の運動》

グーパー。

指を親指から順番に折り曲げます。

親指で人差し指から小指まで順にタッチします。

両指を組んで、手首を回転させます。

両指を組んで、手のひらどうしをたたきます。

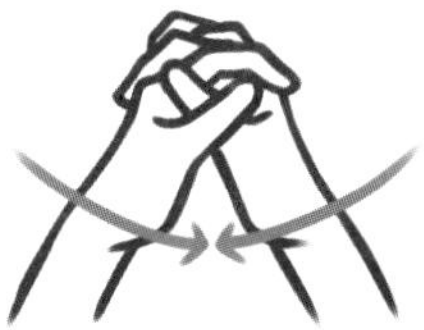

閉じたり開いたり

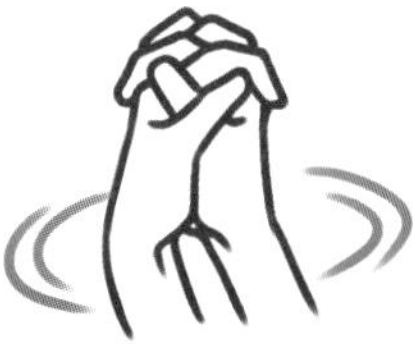

グルグル回転

《足・指の運動》

足指でグーチョキパー。

手で足指をつかんで、指を回す・もむ・引っ張ります。

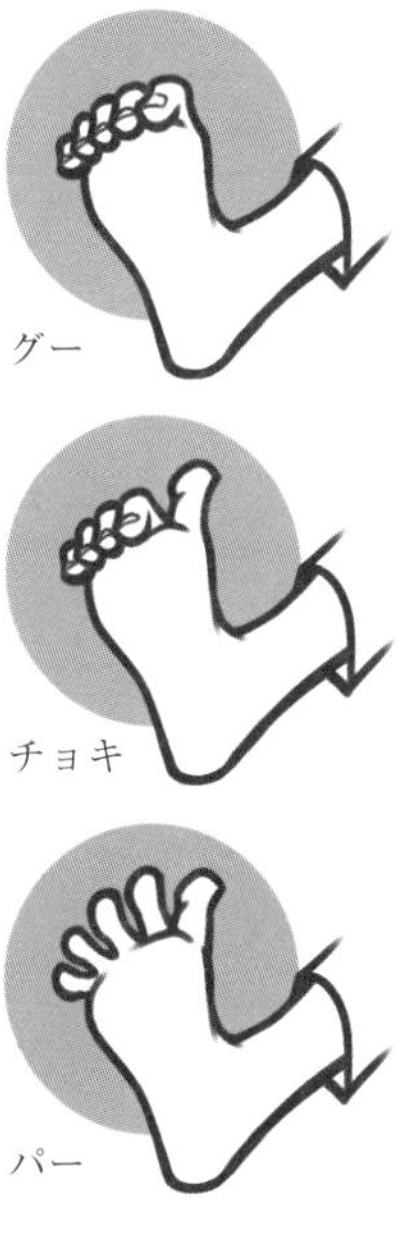

足の指の間に手の指を入れます。

裸足になって、床に置いたタオルを指で引き寄せます。

《足首まわし》

座った状態・寝た状態で。

＊手・足・指の運動は他にもいろいろあります。工夫して気に入ったものを試してください。

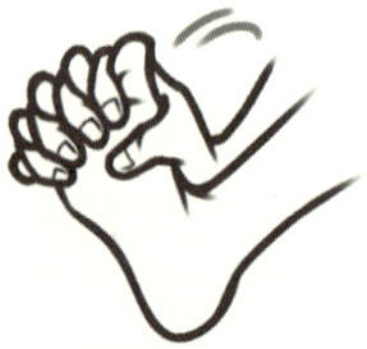

足背から指を入れる

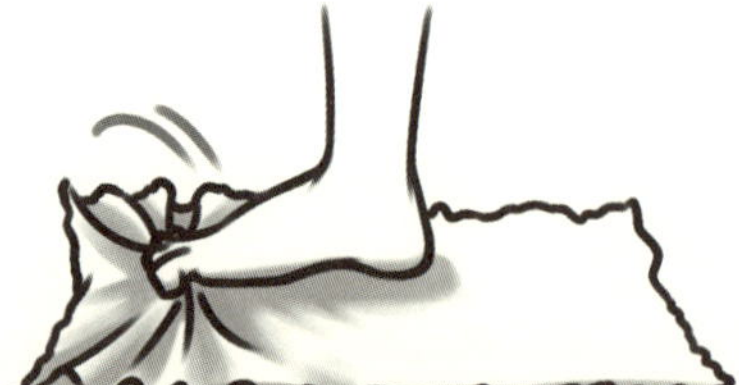

タオルを指で引く

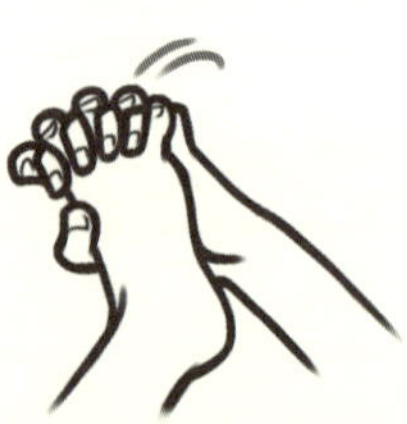

足底から指を入れる

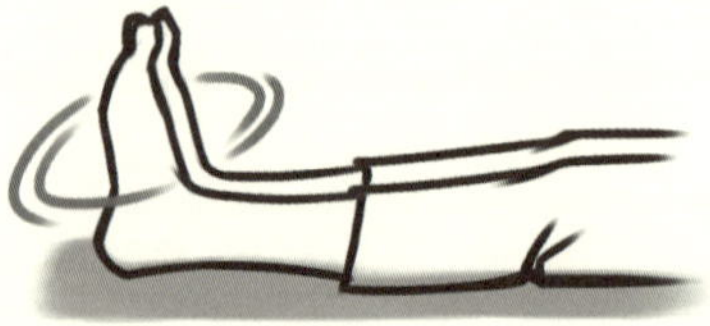

足首をまわす

《筋肉を鍛える運動》

簡単、動かないスクワット

痛みを観察しながら、無理をしないで行います。

空気椅子

痛みを観察しながら、無理をしないで、最初は短い時間でやってください。

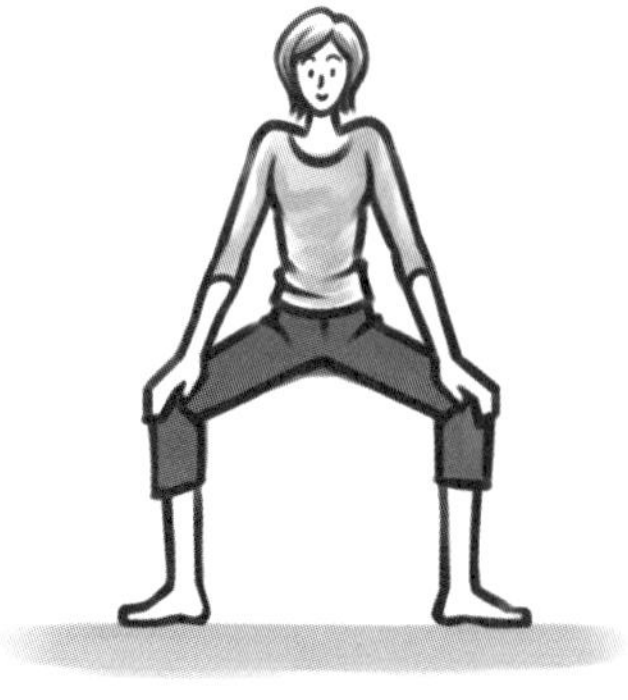

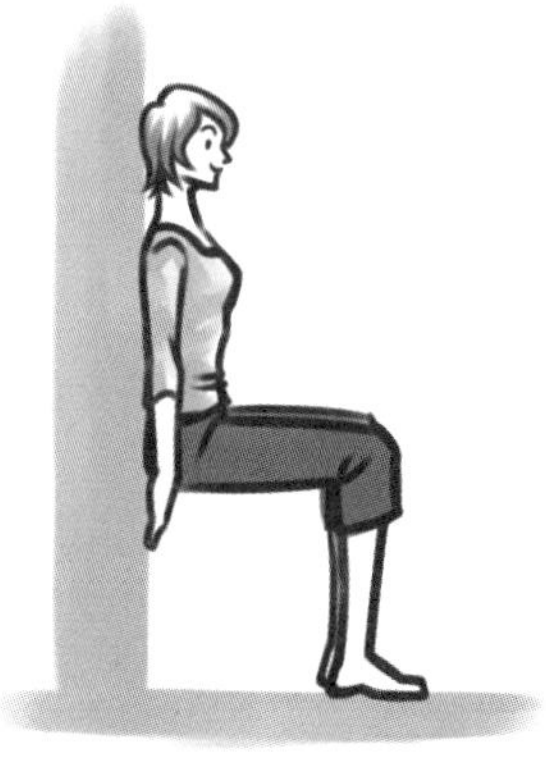

《体を温める》

手浴：朝、寝起きに両手首までやや熱めの湯につけます。

自分で気持ちのいい温度を選んでください。

足浴：バケツに入れたお湯に足をつけます。

（お湯が冷めたら熱いお湯を足せるように準備しておきます）

大きいビニール袋の中にバケツを入れてお湯を入れ、袋の口を閉じます。

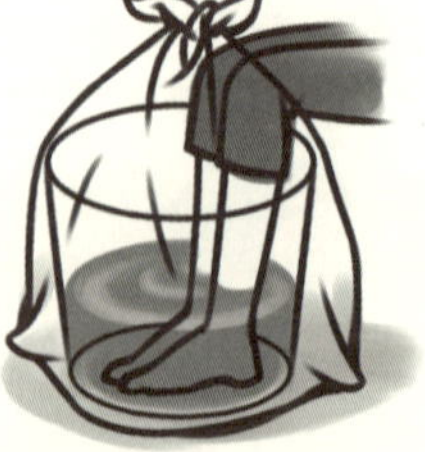

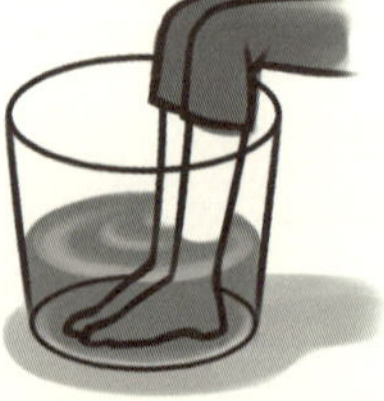

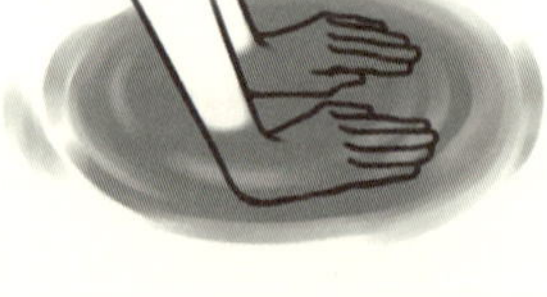

「冷え」解消法の一つは何といっても入浴です。入浴中、手足の指先を動かすと、四肢末端まで温まります。

お風呂場と部屋との温度差が激しいと血管トラブルを起こします。特に朝に入浴する人は玄米スープを飲むか、もしくはコップ一杯の白湯に小さじ半分くらいの自然塩を入れたのを飲んで入浴すると、脳梗塞・脳血栓の予防につながります。

■食べ物

体を中から温めるには口から入れるものが重要です。体を冷やすものは極力避けたいものです。

（冷やすもの）

白米、白パン、白砂糖、うどん、精白小麦粉、牛乳、乳製品、豆乳

ビール、コーヒー、清涼飲料水

人工甘味料、化学調味料、合成保存料

医薬品、サプリメント

バナナ、パイナップル、スイカ、メロン、柿などの果物

ナス、キュウリ、トマト、じゃがいも、もやしなどの野菜

（温めるもの）
もち米、黒砂糖、くるみ、こしょう、唐辛子
ごぼう、にんじん、れんこん、自然薯などの根菜類
味噌、醤油、納豆、漬物、チーズ
乾燥果物、干し野菜
発酵させている番茶・ほうじ茶、紅茶、赤ワイン

夏野菜は体を冷やし、冬野菜は体を温めてくれます。体を冷やす食べ物に良質の油をかけたり、血行を良くするネギ・ショウガ・唐辛子などを薬味として添えたり、スイカ・トマトには自然塩をかけたりすることで、冷えを防ぐことができます。また、夏野菜もスープにしたり、炒めたり、煮物で温かくして食べることができます。

体を冷やすとされる果物、たとえば柿は干し柿に、ナス・白菜も塩漬けや糠漬けにしたり、大根は切り干し大根やたくあんにすることで、本来もっている性質が変わります。

体を温める部類に入る日本酒を熱燗で飲んだり、ホット赤ワインにシナモンを入れると体がますます温まるのでお勧めです。

白米も雑穀を2割入れて炊くことで、栄養満点の主食になります。

焼き魚・天つゆには大根おろし、刺身にわさびのような定番の薬味など、和食には智恵があふれています。

南方の食べ物であるトマトや小麦粉などと生野菜は体を冷やすので、できるだけ冬には食べないように。また、コーヒーは含有するカフェインで習慣になるので、飲まないようにしたいものです。

●●こぼれ話●●

冬、寒いので温かい飲み物がほしいと自動販売機でコーヒーを買い、コーヒーの缶を両手で握りしめて「温かい」と言いながら飲む。そして、トイレに何回も通っているということはありませんか? 利尿作用の強いコーヒーは体の熱を奪ってしまい、時間がたつと、より寒く感じるようになってしまうのですが…。

最近、お腹が減ってグーッと鳴ったことがありますか? ない場合、もしかしたら食べ過ぎているのかもしれません。食べ過ぎ、飲み過ぎると胃腸に血液が集まり、消化にエネルギーを余分に使うため、抹消の血流が悪くなり「冷え」を起こします。しっかり噛んで唾液を出す食事をすると、消化を助けることになるので、冷え予防になります。

寝る前のコップ一杯の水や白湯は夜間の血液ドロドロを防ぎます。また、寝ている間は体をほとんど動かさないうえ、知らないうちに汗が出ているため、寝起きに飲むコップ一杯の水や白湯は血流改善につながります。また、人工甘味料や砂糖を多く含む清涼飲料水は糖分のとり過ぎになるので、水分とは区別することが大切です。

■お勧めの呼吸法

鼻から5秒ほど息を吸い、頭のてっぺんのツボ百会《ひゃくえ》で1秒止めます。吐く時は、30秒以上をかけて口からゆっくり吐き出します。吸う時は、足裏のツボ湧泉《ゆうせん》から地球のマグマを吸っているように意識し、吐く時は吸った時の逆を通って足裏から出ていくことを意識します。一日、10分程度すると、一日中、体がポカポカします。（呼吸法の後、瞑想をして自己の内面を見つめると〈内観〉、心が落ち着きます）

「冷え」で忘れてはならないことがあります。それは、「心の冷え」です。五臓六腑の「木火土金水」に該当する「怒、喜、思、悲・恐」、これらの感情が肉体に症状や病気をもたらします。これらの感情は自分自身が、自分本位で考えることで起こります。相手のことを考えて、相手の立場で、相手に喜んでもらえることを第一とした言葉をかけたり態度をとることで、相手の心の冷えを癒す。それは結局、自分自身の心を温めることにつながるのではないでしょうか。

「冷え」と「便秘」は特に女性にとって大敵です。どちらも子宮関係の病気になる確率が高く、子どもができにくくなります。まずは、「冷え」と「便秘」を治す体質改善を心がけたいものです。

3. 300の症状

顔や体の症状から五臓のどこの調子が悪くなっているのかを推測し、その時にどう対処すればいいのかを考えていきます。

顔や体に症状（異常）が出てくるのは、「ハインリッヒの法則[*]」1：29：300の300に該当します。この300の状態で気づいて対処することで、29（病的状態）へ進まないようにすることが可能になります。ハインリッヒの法則は五臓六腑の箇所で説明しましたが、大切な法則なので、もう一度、記載しておきます。

＊ハインリッヒの法則
1つの重大事故の背後には29の軽微な事故があり、その背景には300の異常が存在するというもの。

① 目が疲れる、ショボショボする、涙が出やすくなる。爪に縦線が入った、爪が割れやすくなった。眉間に縦じわがある、顔に青筋が出てきた。青い顔色が黄色になると、注意信号で、29の状態と考えられます。こういう症状が出てきた時は、五行の「木」、肝臓が悪くなりかけているのかもしれません。

このような時は、梅干し、レモン、梅酢を使った酢の物などの酸っぱいものを食べ、できる限り智恵を使って、怒らないようにしたいものです。リラックスすることも大切です。考えごとは夜にしないで朝にすること。神経を使い過ぎていることも考えられるので、散歩をすると気分転換や運動になります。

② 顔が赤らんでいたり、頭頂部が赤くなっていませんか？　動悸や息切れがする、手足がむくむ。こういう時は五行の「火」、心臓が疲れているのかもしれません。

このような時は、蕗《ふき》やゴーヤ、春菊などの苦味のある食べ物や、人参、トマト、小豆など色の赤いものを食べます。いろいろな意味で、今の自分がいるのはあなたがいてくれたお陰、「ありがたいなぁ」と感謝の気持ちをもつこと。そして、「笑い」を取り入れることが一番の運動です。大きな声を出して、天に向かって「アッハッハ」と笑い、仲間に向かって「ワッハッハ」と笑う。特に、車を運転する方にお勧めなのは、信号待ちで止まるたびに、この笑いをすることです。

③　顔が黄色くて、この頃、口の周りに吹き出物や口内炎ができやすい、ということはありませんか？　ゲップが出る、最近どうも胃の調子が悪い、キリキリする（29に近い）。こうした症状がある時は、五行の「土」、脾臓・胃腸関係が弱って、食欲もなくなっているかもしれません。

このような時は、カボチャ、トウモロコシ、大豆、栗などの黄色いものを食べます。そして、食事や食べ物に文句を言ったりしないことが大切です。ゆっくりよく噛んで食べ、食後にはゆったりとした時間をもつこと。「お陰さま」という謙虚で穏やかな心で過ごしたいものです。一日５０００歩などの目標を決めて、できる限り歩くこと。乗り物でも一駅手前で降りて歩くなど、工夫してできるだけ歩いてください。時には自転車でさっそうと、もステキですね。

④　色白で肌が弱く、湿疹ができやすい。水鼻が出る、鼻が詰まる。最近、匂いがわからなくなった。咳や痰がよく出る。よく風邪をひく。便秘気味になった。こういう人は五行の「金」、肺に何らかの問題が起きはじめているかもしれません。

このような時は、玉ネギ、キャベツ、大根などの白い食べ物、そして、適度な辛さのショウガ、白ネギなどがお勧めです。交感神経が緊張する冬に向かう時期は、体を冷やさないものを食べて冬に備えましょう。物事に固執せずに素直に人の意見を聞き、人間力を高める訓練も大切です。実りの秋は、美味しいからといって食べ過ぎると脂肪がついたりするので、速足で歩いたり、入浴時にマッサージをするのもいいのではないでしょうか。肺なので、呼吸法と瞑想もお勧めです（122頁「お勧めの呼吸法」参照）。

⑤　顔色が黒ずんでいる。目の下のクマが目立ってきた。老眼になった。若白髪になった。この頃、耳が遠くなった。トイレが近くなって我慢できなくなってきた。尿がチョロチョロ出る、一度で出きらないという排尿の異常。こういう場合は五行の「水」、腎臓に何か不調が起きているのかもしれません。

このような時は、黒豆、黒ゴマ、そば、ごぼうなどと、昆布やひじきなどの海草類の黒いものを食べると、腎が弱って進行する老化の予防につながります。過ぎた過去にとらわれず、水に流して、「なったものは仕方がない、これから気をつければいいのではないか」という考え方をしたいものです。足腰の強化のために歩くことも大切ですが、寒い時でも家の中でできる真向法体操（113頁参照）も取り入れてみてください。

⑥　症状：300の番外編（1：29：300）

「一日のうちで眠くなるのは決まってこの頃、という時間帯がありますか？」

毎日ある時間に眠くなるのなら、その時間帯の臓器が「助けてほしい」と訴えているのかもしれません。眠ることでその臓器が休むことができるので、眠くなるのです。その臓器がどこなのか、どう対処すべきかは、①〜⑤の症状からも考えてみてください。

「一年のうちで、夏が好きですか？ 冬が好きですか？ 一番苦手な季節はいつですか？」

一年で言えば、真夏の炎天下などは別にして、夏は体がゆるむ副交感神経が優位で、冬は寒くて体が緊張する交感神経が優位になります。そのため、普段から神経がピンと張っている人、仕事柄どうしても毎日緊張が強いられるような人は、夏になると楽になるので「夏が好き」なようです。神経がピリピリしていても、お風呂に入ったら「はぁ」とほっこりしませんか？ 湯船に浸かることで神経がゆるみます。入浴して温まることで交感神経から副交感神経へと変化するからです。

反対に普段のんびりゆったりしている人は、肌寒いくらいが「さあ頑張ろう」と思えるから、「冬が好き」。そんな感じがしませんか？

「春夏秋冬で好きな季節、嫌いな季節はいつですか？」と聞かれて、「春が苦手」という場合は肝臓系統が、「夏はどうしても暑いのが辛い」という人は心臓系統が弱っているのかもしれません。「秋がすごく楽」なら肺が丈夫で、「冬が好き」ならば腎臓関係に問題は起きていない、と考えてもいいのかもしれません。

入門編なので入りやすいように、交感神経・副交感神経と五臓で四季をとらえてみました。

●一日の流れ

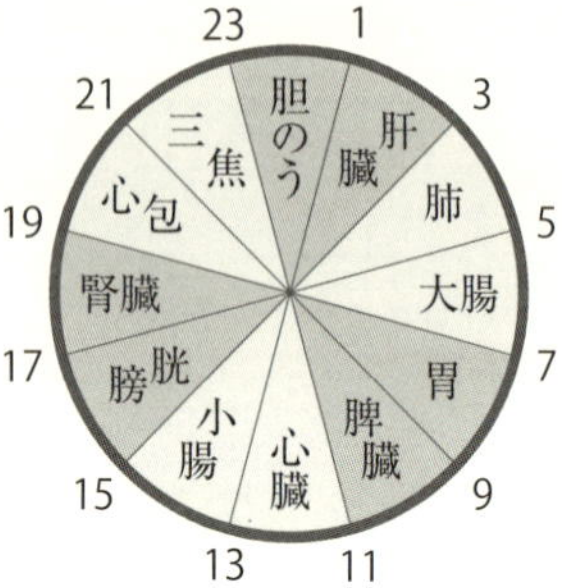

●一年の流れ

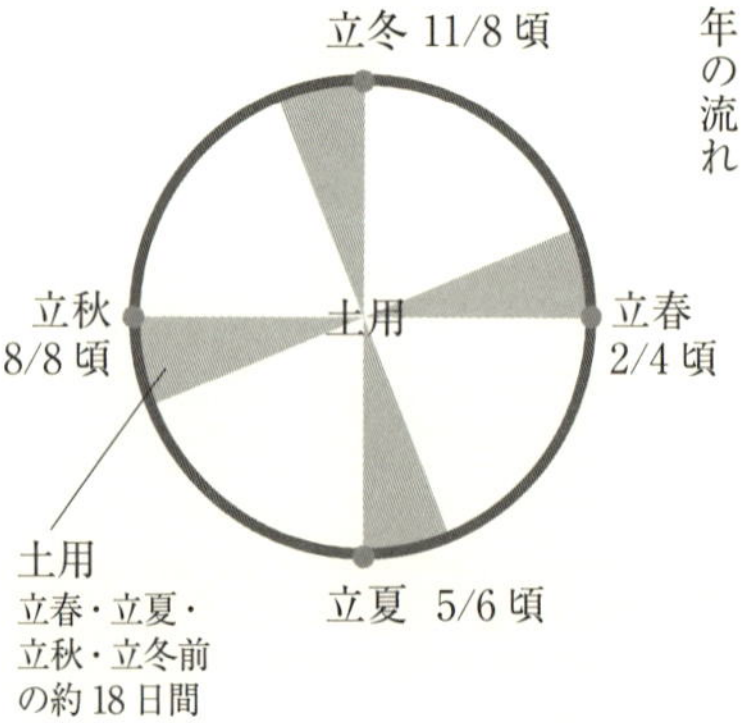

　眠くなる、疲れる、休みたい……といった訴えを、どうして臓器がするのでしょうか？考えられることが一つあります。それは、現代人は「食べ過ぎている」ことです。食べ過ぎているから眠くなるのです。

　江戸時代までは一日2食でした。ところが、欧米の文化が日本に入り、欧米化した食の市場が生まれたことで、特に戦後、パンや牛乳で朝食をとる習慣が急速に広がりました。それは日本人の身体に合わなかったのです。

　排泄がうまくいっている人でも、食べ過ぎると便は残ります。便秘はもちろんのこと、出きっていないのにまた食べることを繰り返すと、宿便がたまってしまいます。最近では、こうした理由からも一日2食という人が増えてきました。2泊3日くらいの断食も人気があります。お腹がグーッと鳴ってから食べることを勧める方もおられます。まずは、朝食を抜いて腸を動かして、一日一度とは限らない、すっきりした排便を目指したいものです。

4. うつ症状（2つの見方）

【看護師（水木のり子）の見方】

あなたの周りにも、「うつ」になったことがある、精神科・心療内科にかかって薬をもらっていた、という人がきっとおられることと思います。それほど身近になった「うつ」が、一向に減らないのはどうしてでしょうか？　昔からあった精神系疾患の一種である「うつ病」や「躁うつ病」と、現代の「うつ病」とは、また違うもののように思われます。

厚生労働省が3年ごとに行っている調査によると、「気分障害（うつ病や躁うつ病などの気分による障害）」の総患者数が、平成8年から平成20年までの12年間に2・4倍増加し、104・1万人となりました。そのうち、うつ病の患者数は70・4万人で、3・4倍増加しています。しかも、うつ病患者の受診率は低いと考えられているので、実際にはこの数値を大幅に超えていると推測されています。

うつ病患者が増加した理由の一つは、精神科の受診が以前より気楽にできるようになったことがあるのではないでしょうか。病院へ行かなければ「うつ状態」、受診して診断がつくと「うつ病」となり、ほとんどの人に薬が処方されます。ところが、「うつ病の薬に即効性はなく、2ヵ月ぐらい飲み続けないと効果がでない。薬だけでうつ病を完全に治すことは難しいうえに、どの薬にもかなり強い副作用がある」と高田明和医師は指摘されています。(『病気の9割は薬なしで治る』廣済堂出版刊より)

仕事で失敗をしてしまった。転職した。身近な人との別れがあった。失恋した。重い病気になってしまった……など、その後、落ち込んで立ち上がれない。やる気がなくなってしまった。気分が滅入ったままの状態が続いて病院へ行ったら「うつ病」と診断されて、薬を飲むようになった。その薬も一種類ではなく、数種類処方された。即効性がなく飲み続けないと効果が出ない薬を、しばらく飲んでも効かないという理由で再度受診して、また違う薬を処方される。こうして、副作用の強い薬を何種類も飲んでしまうことになってしまいます。

看護師をしていた頃、夜間に大声を上げて叫んでいた方がおられました。施設の同室の人や他の部屋の人にまで迷惑をかけているという理由で、精神科薬が処方されたことがありました。薬を飲んでしばらくたつと、その方の夜間の大声はなくなったのですが、今度はまったく元気がなくなり、食事がとれなくなってしまったのです。

また、建物内を歩き回り、ところ構わず放尿したり、他の人のベッドで寝てしまう方にも精神科薬が処方されました。そうすると、それまでとはうって変わり、フロアの椅子にじっと座ったまま一日を過ごされるようになって、この方も食事がとれなくなってしまいました。

お二人ともお年寄りなので、1錠か多くても2錠の処方だったと思います。私が精神科薬の怖さを知った一例です。

うつ病は、病気や薬によるもの、環境、性格的なもの。いろいろなストレスなどが、発症原因になると言われています。理由がなくても起こる場合もあります。

うつ病は誰でもなる可能性があり、一週間ほどでうつ病になってしまうこともあります。悩んで考え込んでしまい、自分自身が抱えている問題しか頭に浮かばない、他のことは何も考えられない状態に陥ります。複雑に絡み合った原因・理由かもしれませんが、何をしていてもそのことにとらわれ、抜けきれないのです。

「うつ病の人を励ましてはいけない」とアドバイスされ、家族や友人、職場の同僚をそっと見守ることしかできなかった経験がある人もいるでしょう。「自殺されたら」と考えたことがあるかもしれません。万一そうなった場合、今度は残された家族は、「なぜ気づいてやれなかったのか」と自分を責めることにもなりかねません。「うつ」になった当人は、周囲の人のことを気づかう余裕はまったくなくなってしまうのです。

人生には誰にでも波があります。上っている時、しばらく上昇状態が続く時、下がりつつある時。また、今はどん底と思う状態が続いているかもしれません。自分のことを「うつっぽい」（気楽にこう言ってしまいますが）、最近落ち込んでいて、と思う時に、自分のことだけを考えるのではなく、周りに目を向けてください。周りの人の精神的状態はわからなくても、いろいろな意味で自分より辛い状態だと思える人がきっとおられるはずです。まずは、周りの人のことを考えて、誰かの手伝いをしたり、人の役に立つことをしてみてください。外に出た時には、社会的弱者と呼ばれる人たちに対して、席を譲ったり、「荷物を持ちましょうか」と声をかけたり、今の自分のできる範囲のことを人に対してしてみてください。何か感じるものがあるかもしれません。

「落ち込んで、これはダメだ。ますます落ち込みそう」と思って映画館へ行き、面白い映画で大笑いしたことで気分が回復したり、映画でヒントをもらって、「自分の悩みはたいしたことない」と気づいて、悩みから徐々に開放された方もいます。私自身も、「これは困ったことになった」と将来の不安がどっと押し寄せてきた時、広い場所へ散歩に出かけ、そこの椅子に座って、ぼーっと空や木々を眺めていたことがありました。また、頭から離れない言葉を繰り返してしまう自分が嫌で、近くの川べりを速足で歩き続けたこともありました。それでその不安や思いが解消したわけではありませんが、自分の中へ中へ入り込もうとする気持ちを、少しは和らげることができたと思っています。

重症の方には無理かもしれませんが、じっと家の中に閉じこもっているのではなく、外へ目を向けること、外へ出て行くことができれば、気分回復の一助になるのではないでしょうか。

ご自身がうつ病体験者である高田明和医師は、ものの見方や考え方を変えていく「認知療法」で完全にうつ病を克服することができたそうです。そして、著書『病気の9割は薬なしで治る』(廣済堂出版刊)で、「うつ病に悩む多くのみなさんには、『必ず治せる』とのメッセージをぜひ伝えたい」と言っておられます。

《認知療法》

自分自身のものの見方や考え方、病気の元となっている考え方に気づき、それを変えていく方法を学び、自分に合った認知療法の技術を見つけて取り入れていく訓練方法です。専門家のサポートの下で効果が期待できると言われています。重いうつ病に、副作用のない認知療法と薬物療法を併用する場合もあるそうです。

自らも「うつ」を体験された心理カウンセラーの下園壮太氏は、認知療法でかえって回復を遅らせていることもあるのに気づき、一人でも実施できるトレーニング「生き方」を少しだけ修正する「プチ認知療法」を考案し提唱されています。その方法は、著書『プチ認知療法で「デカうつ」を「ミニうつ」にしちゃうノート』（秀和システム刊）をご覧ください。

《プチ認知療法》

まず一番に、体と心を「休養」させてから、「基礎的なエクササイズ（うつ的思考とうまく付き合う方法）」を練習し、実際の生活をしながら試していく、というものです。

今すでに認知療法、プチ認知療法を受けている方もおられると思います。また、興味があり自分もしたい、詳しく知りたいと思われる方は参考文献やその他の本、サイトなどを参考にしてください。

気分が晴れず落ち込んだ時に、「うつっぽい」と自分のことを言っておられませんか？今では死語のようになってしまいましたが、それはもしかしたら、ただの「スランプ状態」に陥っただけなのかもしれません。このような気楽な考えができる人が増えると、うつ病の人は減るのではないでしょうか。

「明日は明日の風が吹く」。このように考えられる人になりたいものです。そして、今日一日を存分に楽しんで生きられたら、と思います。

●●こぼれ話 ●●

自殺の原因となる健康問題のなかで大きな割合を占める「うつ病」は、会社も家庭も巻き込む病です。厚生労働省は2015年から50人以上の企業に対して、社員のストレスチェックを義務付けました。感謝グループが実施しているアトピー改善プログラムの一端を「陰と陽」のところで紹介しましたが（25頁参照）、管理・保有する山や島、山陰・山陽の温泉施設や体験型施設を利用して、感謝グループではうつ病対策にも取り組んでいます。サービスの提供を希望する企業は、社員一名あたり月額500円（年間6000円）で、社員がうつ病になった場合、感謝グループが提供する回復プログラムを利用することができる共済のような仕組みです。うつ病と診断された社員は、体験型施設で動物の世話をしたり、焼き物体験をしたり、農作業に従事するなど自然の中で土に触れ、風を肌で感じ、新鮮な空気に癒されて、自分を取り戻しつつ社会復帰を目指します。同時に、自分の十八番を見つけて仕事を楽しむ術を身につけることをサポートするものです。うつ病の滞在プログラムについては、「岡山いこいの村」（0869-25-0686）までお問い合わせください。

【僧侶（大空宗元）の見方】

「うつ」とは何なのでしょうか？

ここ数年間は減少傾向にあるとはいえ、日本では自殺者が年間3万人を超える事態がここ十数年続いていました。自殺者の約半数は健康問題が原因で、健康問題の過半を占めるのが「うつ病」です。「うつ」を治そうとして、さまざまな人がいろいろな試みをしてこられました。しかし、これだけ治らないのは、何か別の解決方法があるのではないか、と思わずにはいられません。

「うつ」は日本人特有のものです。日本人は神経が細やかで、気配り、心配りができ、おもてなしの文化が根付いています。「陰きわまれば陽に転ず」と言いますが、良い方に振れれば「よく気がつく人」になりますが、悪い方に振れてしまえば、「うつ」になってしまう場合があります。

エベレストに登頂すると、西洋人は「エベレストを征服した」と言います。日本人なら「エベレストに登らせてもらった」「ようやくエベレストと友だちになれた」「神に一歩近づいた」などと表現します。

現在の日本人はコンクリートのマンションに住み、道路はアスファルトで覆われ、土から遠ざかっています。自然を崇拝し、自然が創った神と対話しなくなったことが、いろいろな問題を生み出しているのではないでしょうか。そしてそれが、日本人の特性である気配り、心配り、思いやりが失われるようになった原因だと思われます。
日本人の特性を取り戻すためには、自然に帰り野山を歩く。鳥の鳴き声を聞き、草木に触れ、自然の中に身を置いて自然との一体感を感じる。そうして、神の懐《ふところ》に入ればいいのではないでしょうか。

神がつくった小動物にエサをやる。噛まれることもあるでしょう。もし人間がエサをやらなかったら死んでしまうかもしれません。命を預かっている、命の尊さを知るよい機会です。思えば、自分たちも食べ物を与えてもらい、育ててもらい……それを忘れてしまって、「自分が自分が」の世界に入るから、「うつ」はいつまでたっても治らないのかもしれません。自分の力の弱さを認めるべきだと思います。

土に触れたり、畑を耕したり、野菜を育てたりすると、芽が出なかったり、途中で成長が止まったり、虫がついて思うほどの収穫が見込めずにがっかりすることもあるでしょう。雨が続いたり、嵐や台風の時もあります。自然の中にいれば、人生には辛い時、悲しい時、苦しい時があることがわかるようになります。人生は山あり谷ありで当たり前なのです。自然に触れていると、土で育った自分自身も、周りの土やいろいろな人の要素で育てられたことがわかるようになるはずです。

自然の中で、そして、日常的には、お風呂に入って副交感神経が優位な状態になってリラックスすることが大切ではないでしょうか。精神がゆったりすることで、目先だけではなく、もっと先を見る力が出てきます。環境の変化に対応できる自分になった時に、「うつ」の状態も良くなっていくと思われます。

人間には、頭と腸の2つの脳があります。

「気と血と水」の項（85頁）で説明していますが、簡単に再度記します。頭に入るものは言葉や態度です。それは、やる気・元気、欲望や情熱などが頭に入ります。腸に入るのは、口から入ってきた食べ物です。この2つの脳が「うつ」に関連しています。

「うつ」は脳の頭の食べ物である、気持ちや考え方や意欲が欠けた心の病気と言えます。腸の食べ物は、口から入るものそのものですが、最近は、重金属や化学合成添加物などが入ってたまってしまっているので、変調をきたしているのです。これが「うつ病」の原因の一つと言えます。この2つの脳を改善するために、まずは、腸の中をきれいにして、添加物や薬などが入っていないものを食べること。そして、気持ち、考え方などを変えることで、頭の脳を整えます。この2つの脳が揃って良くなる必要があります。

生活習慣で言えば、朝早く起きて体操をしたり散歩をしたり、田や畑、ベランダのプランターに水を撒いたり、家の中ではトイレや風呂場の掃除をしたりすること。今までしてもらってきたことに気がつかなかった。気がついていても、掃除する気にもならなかったけれど、今度は自分も掃除をするようになって、今までしてもらっていたありがたみがわかった時に、「うつ」が消えるのではないでしょうか。

また、一休禅師の言葉で、「大丈夫、何とかなる」ということを覚えて、笑うことです。笑えば福の神がやってきます。笑えない自分がいるのなら、無理やりにでも笑うことです。相手がほしい場合は鏡の中の自分に向かって笑ってください（86頁「鏡を使う方法」参照）。

お金や地位や名誉は、必要な人には大切なものかもしれませんが、「生きているだけで儲けもの」と考え、そして、周りの人に「どのような形でお返しをしようか」という気持ちになった時、あなたのところに福がやってくるのではないでしょうか。

私たちは太陽が昇ると同時に起きる民族です。今日一日汗を流し、太陽が沈む頃になれば、心を落ち着かせてその日を終える。まずは、こうした生活に戻るべきだろうと思います。頭と腸の2つで一つ。考え方も大切で、食べ物も大切です。この2つの脳が揃い、良き習慣を身につけることによって、初めて「うつ」も治っていくと考えています。

◆参考文献

『体を温め免疫力を高めれば、病気は治る！』安保徹・石原結實　宝島社／2006年
『免疫学問答』安保徹・無能唱元　河出書房新社／2002年
『中医学で病気を癒す』池田博勝　健友館／1995年
『顔をみれば病気がわかる』猪越恭也　草思社／2009年
『健康問答』五木寛之・帯津良一　平凡社／2007年
『からだの自然治癒力をひきだす食事と手当て』大森一慧　サンマーク出版／2013年
『マワリテメクル小宇宙』岡部賢二　ムスビの会　オリエンタルハーブ／2012年
『患者力のすすめ』川嶋朗　幻冬舎ルネッサンス／2014年
『体温を上げると健康になる』齋藤真嗣　サンマーク出版／2009年
『いちばんわかりやすい漢方の基本講座』佐藤弘・吉川信・谷口ももよ　成美堂出版／2014年
『食べ方問答』サンプラザ中野・甲田光雄　マキノ出版／2004年
『プチ認知療法で「デカうつ」を「ミニうつ」にしちゃうノート』下園壮太　秀和システム／2010年
『これが本当の「冷え取り」の手引書』進藤義晴・進藤幸恵　PHP研究所／2013年
『幸運を招く陰陽五行』稲田義行　日本実業出版社／2012年
『東洋医学「人を診る」中国医学のしくみ』仙頭正四郎　新星出版社／1994年
『病気の9割は薬なしで治る』高田明和　廣済堂出版／2008年
『笑いは心と脳の処方せん・ユーモアから学ぶ健康学』昇幹夫　リヨン社／1995年
『新・ポケット版　学研の図鑑　人のからだ』　学研教育出版／2014年
『ジュニア　学研の図鑑　人のからだ』　学習研究社／2008年
『学研の図鑑　人のからだ』　学研教育出版／2011年
『からだの地図帳』　講談社／1993年
『ビジュアル百科　日本史1200人　一冊でまるわかり！』　西東社／2013年

◆参考サイト

「国立天文台」「JAXA」「県立ぐんま天文台」「知識の泉」「日本古来の太陰太陽暦」
「tsukinokoyomi」「Jackと英語の木」「アガターの宇宙は不思議議の玉手箱」
「びんちょうたんコム」「月と友だちになろう」「Zigen」「スキンケア大学」
「癒しクリエーション」「つぼ健康療法研究所」「slaria」「Wikipedia」「官公庁サイト」

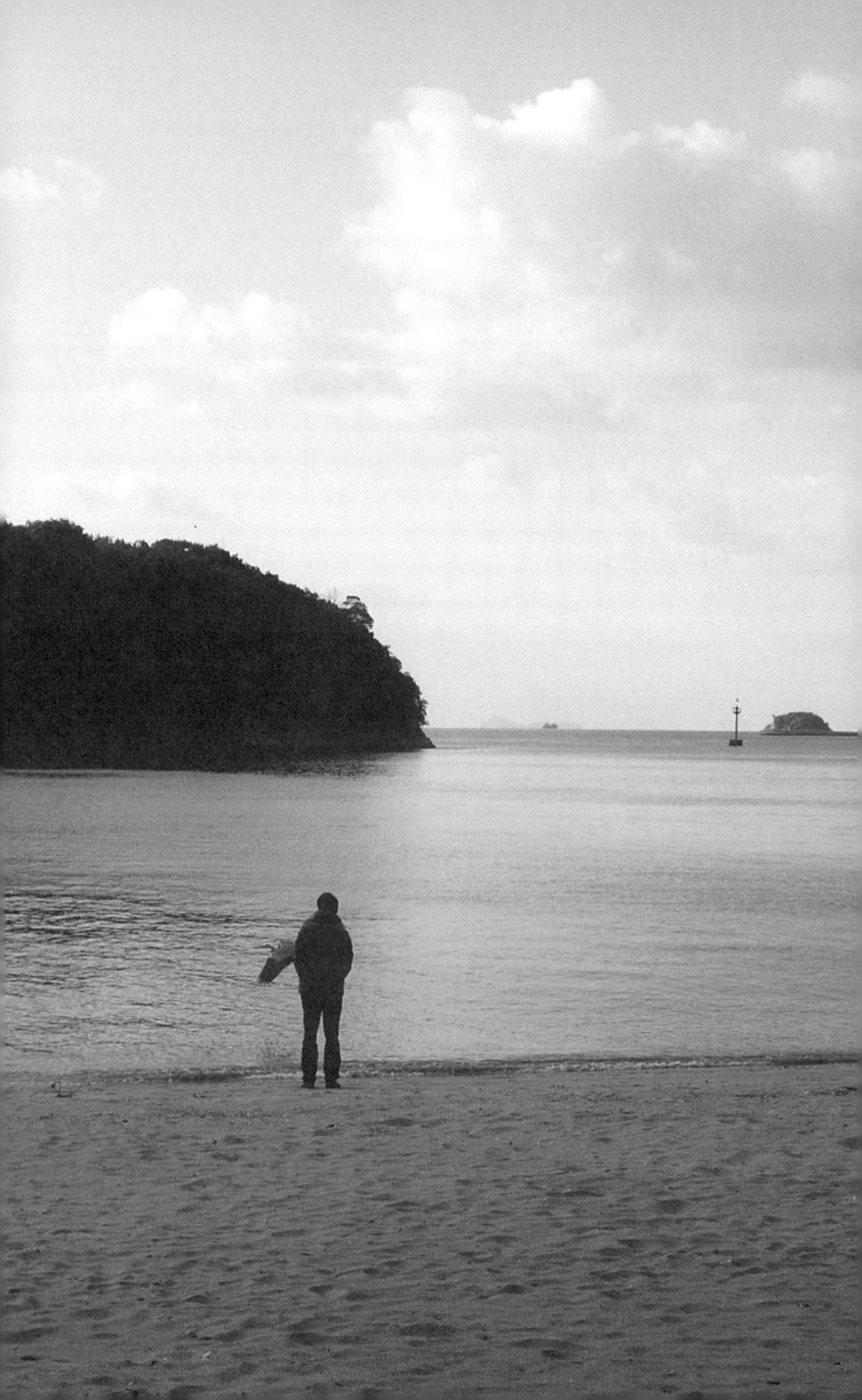

番外編

宝船で扉を拓く

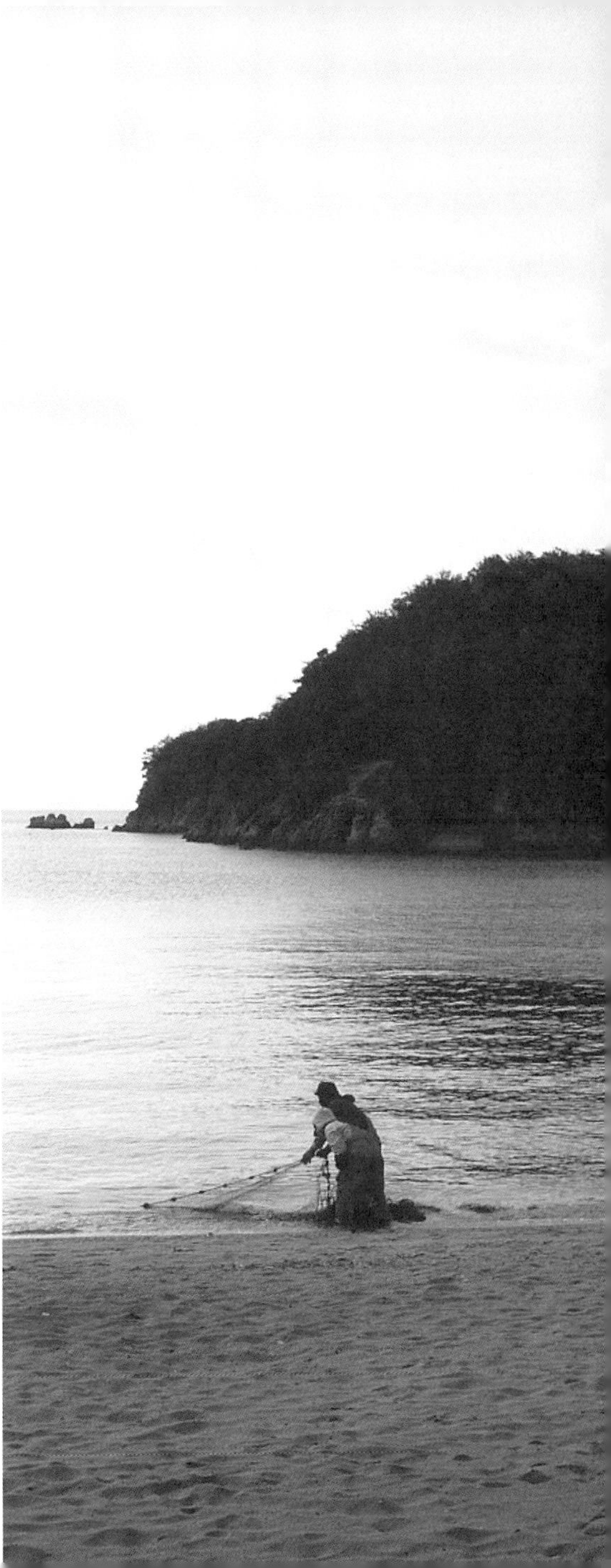

1. 宝船

福山市仙酔島で、「あなたの宝が見つかる宝船」というコンセプトで3年間、宝船を運行しました。幸せは人それぞれ違いますが、「あなたの夢を叶える方法論」を宝船で展開してきました。

本を読んで、本のすべてを掌握した人はいないでしょう。でも、本を読んでポイントポイントを身につけることができた人はたくさんおられることと思います。宝船でも同じことです。ポイントポイントを自分のものにしていただけていたら、それで本望です。

この宝船の特徴は、何といっても自分自身を高める七福神の存在です。あなたも私もそれぞれの体の中に、七人の福の神が鎮座しておられます。宝船の絵でおわかりいただけるように、七人が一緒に船に乗り、七人で一つの軍隊です。七人が自分の中でレベルアップした時に、龍が迎えにやってきます。「軍」という字に、「辶《しんにゅう》」（=龍）を書けば、「運」という字になります。

自分自身を高め、自分の中の七人がレベルアップした時には、龍もレベルアップして迎えにやってきて、成長した龍に乗ることができると言われています。若い竜から成長した龍まで、七つの龍がいます。成長するにつれて爪の数も3本から4本、5本に分かれ、爪

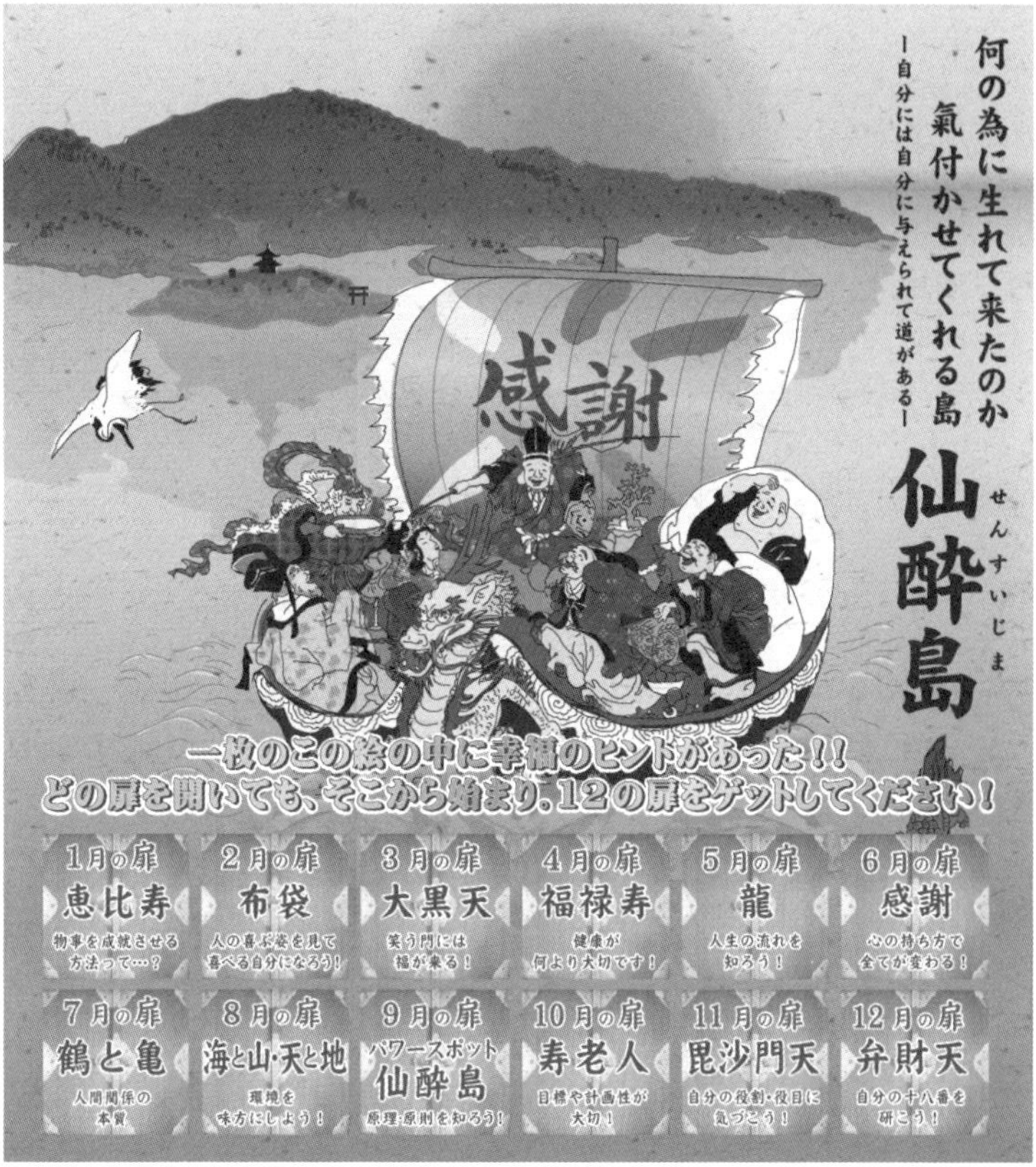
何の為に生まれて来たのか
氣付かせてくれる島
ー自分には自分に与えられて道があるー
仙酔島《せんすいじま》
感謝
一枚のこの絵の中に幸福のヒントがあった!!
どの扉を開いても、そこから始まり。12の扉をゲットしてください!
1月の扉
恵比寿
物事を成就させる方法って…?
2月の扉
布袋
人の喜ぶ姿を見て喜べる自分になろう!
3月の扉
大黒天
笑う門には福が来る!
4月の扉
福禄寿
健康が何より大切です!
5月の扉
龍
人生の流れを知ろう!
6月の扉
感謝
心の持ち方で全てが変わる!
7月の扉
鶴と亀
人間関係の本質
8月の扉
海と山・天と地
環境を味方にしよう!
9月の扉
パワースポット
仙酔島
原理・原則を知ろう!
10月の扉
寿老人
目標や計画性が大切!
11月の扉
毘沙門天
自分の役割・役目に気づこう!
12月の扉
弁財天
自分の十八番を研こう!

が5本の龍は亢龍と呼ばれています。

人間は、周りの環境によってずいぶん違ってきます。人類の半分が男性で、半分が女性です。お互いがわからないのでは人間関係はうまくいきません。昔から言われているように、鶴が男で、亀が女だということ。それはつまり、男の本質、女の本質を知ることが大切だということです。

海に舟を浮かべる時、時流というもの、すなわち海流を知っている必要があります。世の中には風が吹いて時流に乗る場合もあれば、人に足元を支えてもらって、やっと帆を張っていることができる場合もあるのではないでしょうか。

次に、宝船でしてきたことを、具体例をあげて見ていきましょう。

2. 鶴と亀のエピソードから

夫婦仲がいま一つ。離婚を考えながら、何度も話し合いをされてきたAさんご夫妻が宝船に来られました。そして、鶴と亀の話を聞いて、男と女は話をしてもダメなのだということに気づかれました。鶴である男性はどういう動物なのか、亀である女性はどういう動物なのか、お互いの本質を知って、話し合いではなく、理解しあうことが重要だと、悟られました。

二人が出会った時、どのような夢を一緒に叶えようとしたのか。二人のそもそもの原点に戻って、もう一度、会話を始められました。そうすると、お互いに自ら選んだ相手だということに気づき、愛の結晶もおられたので、考え方がまったく変わってしまいました。すなわち、話し合いではなく理解し合えるようになって、週に一回は喫茶店へ行き、1ヵ月に一度は外食をし、2ヵ月に一回は旅行に行く。こうして、まるで恋人同士の感覚で過ごされるようになりました。

腹が立った時には、今、洗濯をしてくれているのは隣の奥さん。食事をつくって一緒に食べているのも隣の奥さんと思えば、自然と「ありがたい」と思ってきます。自分の妻、自分の夫、と思うから腹が立つのです。何かやってくれるのが当たり前ではなく、自分のために隣の奥さんが来てくれて洗濯までしてくれている。それは「ありがたい」とお礼を言ったら、今まで言われたことがないから、妻は「あれっ?」と思ってしまいます。

このような助言を受けて実践されたAさんご夫妻は、離婚を思いとどまって幸せになっておられます。

3. 弁財天（十八番《おはこ》）を見つけた人は

人気観光スポットにもなっている、ある神社が舞台です。全国各地から参拝者が訪れるその神社は、ご利益があるという噂が広まっているうえに、建物自体にも人を引きつける特徴があり、その土地の名物の食べ物もあり、評判の土産物もあるという魅力いっぱいの十八番がたくさんある神社でした。

その神社の参道から離れた参拝者が立ち寄らない場所に、宝船に来られたBさんの食事処がありました。「何とかしたい」という相談を受けて、たとえ自分の場所や店舗に魅力がなくても、神社や環境には充分な魅力があるのです。自分の周りに十八番がたくさんあるのなら、その十八番を味方につける、という戦法を考えました。

神社でお参りした人、おみくじを買った人たちのところへ出向き、その店で食事をしたら全部半額になるという「半額券」を配ることにしました。一般に、神社に参拝して必ずお願いするのは、「家内安全と健康」です。日本人の腸を元気にするのは発酵食品であり、また、その土地の名物で土産物にもなっている発酵食品の漬物が、その店主の十八番でしたが、いくら美味しくても漬物だけが特徴の店では、お客さんに来てもらえませんでした。そこで、新しくお替り自由の「かまどご飯」を始め、漬物との2大特徴の食事に変更しました。1500円の昼食を半額にしても利益が出るような状態にして、その半額券でお客さんを呼び込むことに成功したのです。

すなわち、弁財天というのは、自分の十八番もありますが、周りの十八番も利用することで成功した、という例です。

4. 大黒天に出会ったら

宝船にやってきて、愚痴ばかり言っていた20歳代のパート勤めの男性は、宝船の大黒天の時に、「はい、喜んで」という言葉を知り、「頼まれごとは試されごと」ということも理解しました。

そこで、何事でも頼まれたら、「はい、喜んで」と言ってするように。もし、それが難しいことだったら、その人の懐《ふところ》に入るように、または、若いのだから周りの人に聞くように、とアドバイスしました。素直にアドバイスに従い、言われたようにしているうちに正社員になり、半年後には5~6人を動かすリーダーになったのです。

また、ある女性は「報告・連絡・相談」という言葉を知りませんでした。すなわち、一方通行の報告というのは受け身でした。ところが、この言葉を知り、今度は攻撃という形で職場の上司に相談を持っていくようにしました。そうすることで、上司と大変仲良くなり可愛がってもらい、ますます働きやすい職場となったのです。

5. 七福神を味方につけると

会社経営者のCさん。七福神が体の中にいて軍をつくり、七福神がレベルアップしたら龍が迎えに来るということを聞き、さっそく七福神の教えを実行に移されました。

●恵比寿（商い）

どのようにして営業成績を上げるかという戦略を考え出した。そうすると、「損して得とれ」ということを覚えた。「どうして儲けよう」ではなく、「どうしたら相手が喜ぶだろうか」（つまり、恵比寿さんのまき餌）を考えたら、結果、儲かるようになった。

●布袋（利他の喜び）

布袋さんは裸で袋を持っている。布袋さんは病気になっても、どんな苦しみに出合っても、「大丈夫。何とかなる」ということと、「プレゼントする」ことを教えてくれた。「どんなことにでもワッハッハと笑う。命まで取りはしないから、取るとしても一回だけだから、変に悩まずに。悩むから悩みがやってくる」ということも教えてくれた。

会社の中で難しい問題に出合ったら「笑うように」、取引先へ行っても「笑うように」と。布袋さんはもともと裸だから裸の自分を出して、部長や課長といった役職も関係なく、本音でしゃべろう、と。皆のお陰で今の自分がいるのではないか。だったら、皆にお返しをするように、と。たまには違う職種の人たちにも、お菓子でも買ってくるように、と。何か問題が起きたら、ワッハッハと笑いながら「大丈夫だよ、何とかなる」というくらいの気持ちを持つようにしよう、と。

そうしていったら、会社の空気が明るくなった。お得意さんに行ったら、「あの男は豪傑だ」とまで言われ、「あの人に注文しようじゃないか」ということになりだした。

●大黒天（笑い）

社員にどんなことがあっても、「はい、喜んで」と言うように教えた。そうすると、カンニングすることを覚えた。つまり、自分でできないものは人に頼むようになり、社内のコミュニケーションが大変よくなった。

●福禄寿（健康）

健康でないといけない、ということを学び、社員一丸となって健康に取り組みだした。一番良かったのは、今までの夜型から朝型人間に変わったこと。国旗でもわかるように、日本は朝型の国。そうすると、よく遅刻していた人が遅刻しなくなった。物事を考えるのは夜ではなく、朝に考えるようになると、行動が早くなりだした。「朝を制する者は人生を制する」という言葉を教えてくれたのは、福禄寿さん。
社員が健康で、会社の雰囲気も明るくなり、業績も上がりだした。

●寿老人（人生の計画）

自分の会社および自分が、この世に生まれてきた目的・目標は何かを考えるようになった。その目的や目標から、今現在の自分を見つめ直すことによって、大局も、目の前の小局も見ることができるようになった。そうすると、腹がすわるし、今するべきなのか、後でするべきなのかがわかりだし、時間がある限り前処理もできるようになった。そのうえ、目的に対する勉強もするようになった。それは、頼りにされる人間になることであったし、人を羨むことがなくなるということだった。会社には会社の役目があり、自分には自分の目標がある。その中で自分がどれだけ力が発揮できて人生を楽しめるか、ということを寿老人さんから学んだ。

また、今までしてこなかった経営発表もして、社員の士気も上がり、取引業者にも好影響が出てきた。

●毘沙門天（役目役割）

何かを頼まれた時、自分の役割だったらどうしたらいいのか、ということを、それぞれ個人が考え出した。家では「お父さん」、会社では「部長」。場所場所で役目役割が違うことを知り、それぞれの舞台でその役を演じきる。すなわち、毘沙門天さんは名優で、名優はすべての役になりきることができる。ワンパターンだったら、それは大根役者です。

●弁財天（十八番）

営業をする時に、自分の会社の強みは何か？　自分の職業の強みは何なのか？　自分自身の強みは何なのだろうか？　自分の町の強みは？　と考え出すようになったら、新しい市場に進出することができるようになった。

人材採用も、その人の特徴をどのように取り入れるか、これからしようとしていることに必要な人材かどうかを判断して、こういうことができる人だから採用する、という形に変えた。そうして採用された人は自分の得意分野の仕事なので、喜んで生き生きと働いてくれている。

自分の中にいる神様、七福神を味方にすると、運が向いてくるのが実感できます。七福神一人一人の扉を拓くことを会社の中に取り入れて、会社が変わっていったという実践報告です。

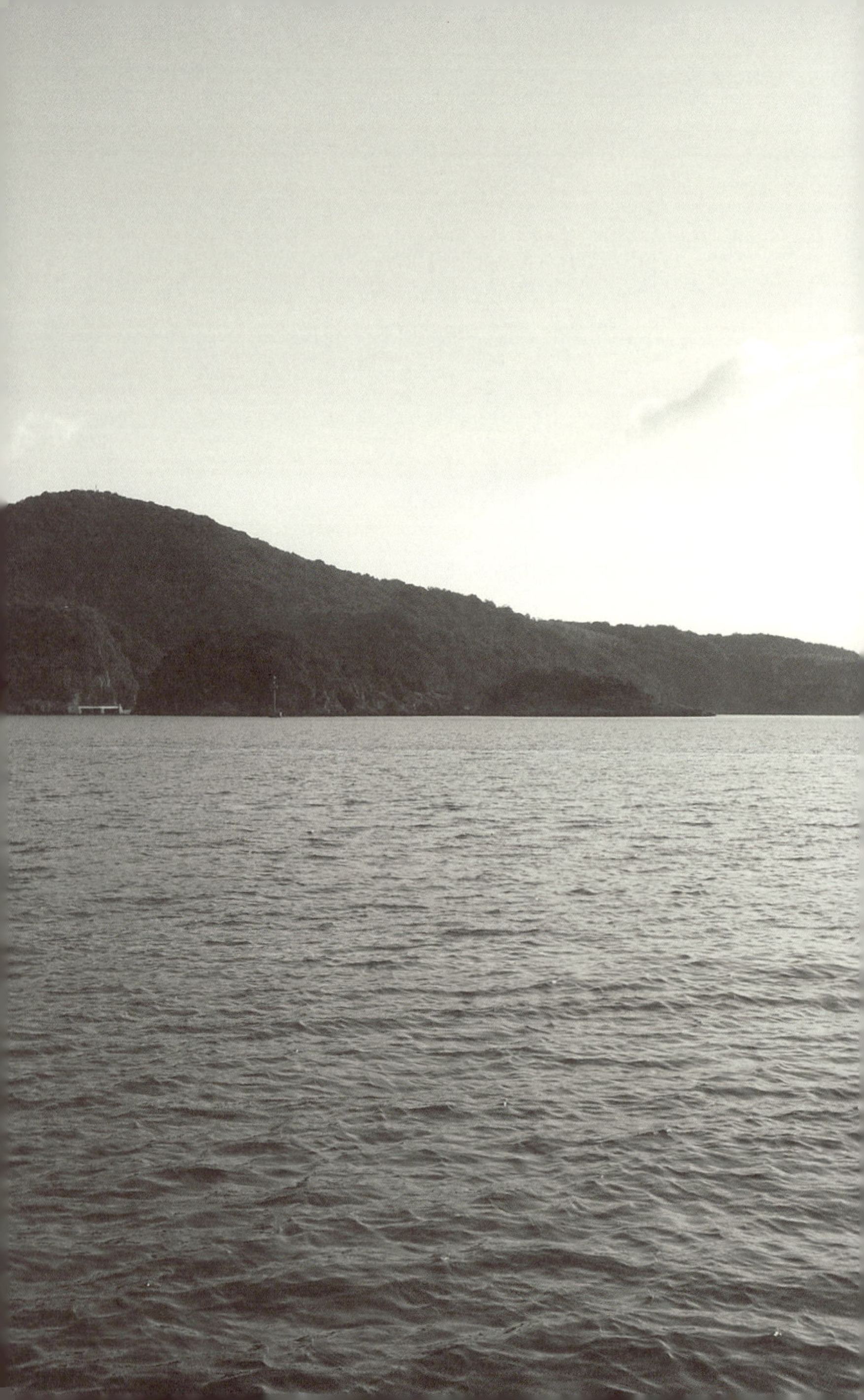

あとがき

私はほんの3～4年前まで、自分自身がアスペルガー症候群だということを知りませんでした。そのため、普通の人が簡単にできること、たとえば、カタカナとローマ字を読むことはできますが、書くことはいまだに苦手です。パソコンが打てないので、情報を入手する手段に苦労することも事実です。ただ、不思議なことに、その不足しているもの以上の特典、通常の人では考えられないほどのものを、神からいっぱいいただきました。

「非常に変わっている」と人から言われてきましたが、私はこの地球を人一倍楽しんできました。日本人に生まれて良かった。今の時期に生まれて良かった。自分の使命感を知り、それに向かって、ただただ命をかけて首をかけて進んできただけです。

3年前、宝船を出港するにあたり、船の購入、龍の頭や尻尾を付ける作業等、いろいろな人に大変お世話になりました。当初は「大人の修学旅行」という軽い気持ちで参加された人たちがおられましたが、徐々に、私の拙い宝船を「これはとてつもなく人生を豊かにするものだ」と、気づいてくださる方も増えてきました。

健康が人生のすべてのマスターキーだということがわかり、宝船で出会った一人の女性に、「健康に関するわかりやすい入門書を一緒につくらないか」ともちかけました。その方が、今回の共同執筆者の水木のり子さんです。宝船は着眼から5年かかり、実質実行したのは3年間でした。

私の次のステップは学校をつくることです。学生となられた方に、この宝船の知識と智恵を得てもらい、社会で実践してもらう。そういう学校を考えています。神が創った自然の中で、私たちは、自分たちがつくった人工の仕事・ゲームで泣いたり、わめいたりしています。批評批判は誰にでもできます。今、問題なのは、「言うことは言うけれど、実行しない人が非常に多い」ことです。

「私たちはこの地球に遊びに来た」のです。原理原則を「不易」と言い、金儲けのことを「流行」とも「時流」とも言います。遊びに来たのなら、実践する勇気も必要です。そこで、その名も「学校法人不易流行大学校」を2016年4月1日から開校するために、現在、取り組んでいます(今のこの時点では、まだ許可は下りていません)。

私はこの歳になって、今まで何のために人に馬鹿にされたのか、何のために、こんな人生を送ったのかを考えた時、「すべて過去のものは自分がこの世に生まれてきた使命感の小道具であった」ということに気づきました。私をここまで導いてくださったすべての人に感謝すると同時に、私自身、これから最後の扉を拓く旅に出ます。

大空　宗元

おわりに

昨年夏、大空師から、一緒に本をつくろうというお話をいただきました。本当に私が本を書けるのだろうかと、半信半疑ながら進んできました。今、この「おわりに」の文章を書いていること自体、とても不思議な感じがしています。

出版社で事務員として働き、西洋医学の看護師となり、宝船で出会った大空師から東洋医学を学びました。完全に左脳人間である私が、感性がとても豊かな右脳の持ち主である大空師とのご縁で、ここまでこれたのは、教えていただいた「過去はすべて夢のための小道具」という言葉の証明になったのでは、と思います。

大空師が繰り返し言っておられたこの本の目的は、「興味をもってもらって、腑に落とし、実践したくなる本」「面白くて、楽しくて、役に立つ本」でした。この目的に少しでも近づくことができているとしたら、そして、この本を読んで元気になる方が少しでも増えてくだされば、これほど嬉しいことはありません。

文章がなかなか書けずに遅々として進まなかった原稿執筆でしたが、大空師から思わぬ喝！が入り、執筆のスピードが上がり、今やっとこうして出版にこぎつけることができました。共著の原稿執筆という大役をくださったうえに、常に私をサポートして温かく見守ってくださっていた大空師に心より感謝申し上げます。

また、宝船に一年以上一緒に参加し、いつも支え励ましてくださった北海道の池田悦子さん、仙酔島の旅館「ここから」の佐藤支配人はじめスタッフの皆様、そして、宝船に一緒に乗船して同じ方角を向いて愉しんできた仲間の人たち、ありがとうございました。

心からお礼申し上げます。

最後になりましたが、短い期間で完成させるという無理難題にご尽力くださり、初心者で未熟な私をご指導くださったメタ・ブレーンの皆様、本当にありがとうございました。

平成27年5月

水木のり子

大空 宗元（だいくう しゅうげん）
曹洞宗に帰依。一部上場企業のサラリーマンを経て、酒類の小売業からスタートし、現在15業種を展開する事業家。主な事業は、酒、米、食料品、化粧品（製造・研究・販売）、旅行会社、バス・タクシー業、ホテル・旅館業、不動産、西洋医学クリニック、東洋医学アカデミー学院など、「日本を愉しむ」企画にチャレンジしている。http://http://www.kansha.co.jp

水木のり子（みずき のりこ）
会社勤務のかたわら、立命館大学Ⅱ部で学ぶ。40歳代で看護師資格を取得し、病院や施設での勤務経験を有する。

この地球で遊ぶための
宇宙の法則《ルールブック》

2018年6月23日　初版第二刷発行

著　者　大空 宗元・水木のり子

装丁･本文組：千葉知世
イラスト　：衣袋恵美子
図版作成　：小高端英

発行所　メタ・ブレーン
東京都渋谷区恵比寿南3-10-14-214　〒150-0022
Tel：03-5704-3919 ／ Fax：03-5704-3457
URL：http://www.web-japan.to　　Mail：info@web-japan.to
郵便振替：0010-8-751102